こだわり思考とうまく付き合うための
ワークブック

マインドフルネス認知行動療法で強迫観念と強迫行為を克服する

著
ジョン・ハーシュフィールド
トム・コールボーイ

訳
小平　雅基
齋藤　真樹子

星和書店

The Mindfulness Workbook for OCD

A Guide to Overcoming Obsessions and Compulsions Using Mindfulness
and Cognitive Behavioral Therapy

by
Jon Hershfield, MFT
Tom Corboy, MFT

Translated from English
by
Masaki Kodaira, MD, PhD
Makiko Saito, MA

English Edition Copyright © 2013 by Jon Hershfield and Tom Corboy
Japanese Edition Copyright © 2019 by Seiwa Shoten Publishers, Tokyo
Japanese translation rights arranged with NEW HARBINGER PUBLICATIONS INC.
through Japan UNI Agency, Inc.

序文

　認知および行動的な実践におけるマインドフルネスの歴史は長く，さまざまなものに含まれてきました。マインドフルネスの概念とその実践は仏教と深く関連したものでありますが，実は多くの伝統に根ざしたものでもあり，またあらゆる人の経験則の中に存在するものでもあります。Jon Kabat-Zinn は治療の要素としてマインドフルネスを用いた先駆者であり，彼はまずストレス・マネージメントにマインドフルネスを用い，その後疼痛マネージメントにも展開していきました。また Marsha Linehan は境界性パーソナリティ障害に対する治療の中にマインドフルネスを持ち込み，弁証法的行動療法（DBT）を画期的に発展させていきました。さらには，Zindel Segal らがうつ病に対するマインドフルネス認知療法（MBCT）を開発し，MBCT においてマインドフルネスが再発性うつ病に対する重要な要素の一つとなっています。

　DBT や MBCT について学んでいる際，私はまず認知行動療法におけるマインドフルネスの潜在的な重要性について学びました。しかしながら，強迫症（OCD）領域においてとても尊敬する専門家たちと最初に議論した際には，彼らは奇妙な顔をし，マインドフルネスに対して否定的な反応をしました。また共同執筆していた自助本において，マインドフルネスのテーマを持ち込もうと企画したところ，共著者たちと意見の対立が起き，計画が頓挫しそうになりました。強迫症への介入にマインドフルネスを用いることでその恩恵が得られるのではないかという当初の計画は，まだまだ洗練されたものではなかったですし，そのため抵抗を引き起こしたのかもしれません。しかし，科学的データを懐疑的ではあるものの熱心に検討し，新しい考えをいつも取り込もうとする人物から，科学における最良の知見というものは生まれてくるものです。認識は徐々に変わり，今で

はマインドフルネスが，強迫症に向けてよく概念化されている認知行動療法の重要な要素であるというところにまで至っています。

　強迫症を持つ人々をサポートするインターネットグループに参加したことがきっかけで，私はJon Hershfieldのことを数年前に知りました。ありふれた，それでいて時に破壊的となるこの障害を持つ人たちをどう支援してきたのかということを中心に，強迫症がいかに彼自身の人生に影響を及ぼし，彼がどのようにセラピストとなる決意へ至ったのかという歴史について話してくれました。その物語を知るためには，彼の次なる書籍を待たなければいけませんが，我々は皆，彼が学んだことから恩恵を得ることができます。Jon HershfieldとTom Corboyは強迫症に苦しむ人々との活動で有名です。この自助ワークブックの中で，JonとTomは，強迫症を自分自身で何とかしようとする中で，マインドフルネスをどう取り込むかということを記述しています。最初に，明確でわかりやすいマインドフルネスの説明と基本的な練習のアイデアが提示されています。その上で，定型的な強迫症用の認知行動療法にどのように実演的なマインドフルネスを取り込むかということについてのアイデアを，見事に織りなしていっています。強迫症を持つ人々が「自助本を読んでも自分が経験したような強迫症が記述されていない」と不満を述べる話をよく耳にします。そのため彼らは「誰か自分と全く同じ症状を持っている人はいないかしら」とか「自分の問題は本当に強迫症なのか」とかいった疑問を持ってしまいます。強迫症は最も多様性のある診断の一つであるため，考えられうるすべての強迫症状の出現の仕方すべてを書籍化することは現実的には不可能なのです。よくある強迫症の出方について頁を割いている章があるので，それを読んでもらえれば自身の症状を容易に同定できますし，自己援助のためにどう認知行動療法（マインドフルネスの練習を含む）を用いるのかよくわかると思います。またさまざまな強迫症の有り様において，マインドフルネスを認知行動療法にどのように統合するかという例やアイデアは，クライエントと向かい合った際のセラピストにとっては知恵袋となるでしょう。

強迫症を持つ私のクライエントたちや他のセラピストに向けてこの本を推薦することを楽しみにしています。

James Claiborn, Ph.D., ABPP, ACT

序論

『こだわり思考とうまく付き合うためのワークブック』へようこそ。もしあなたが，強迫症を持ちながらも，より健康的な精神へ変わるためにマインドフルネス概念を取り込みたいならば，この本はプロフェッショナルな治療の代理となるものではありませんが，セラピストの指導があってもなくても，治療の補助的なものとして利用することができると思います。

我々は何者なのでしょうか？

私が28歳の時，数限りない強迫的な問題との苦闘の日々がピークに達して，もうこれ以上強迫症を放っておくことは絶対にできないと確信しました。そして，私の生活を根本的に変化させる2つの決断をしました。強迫症の専門家による治療を探すことと，自身の強迫症についての記述を始めることでした。私のセラピストは，私の通常の情報の処理の仕方を疑うように指導してくれました。強迫症による支配に打ち勝つためには大いなる挑戦が必要なのですが，それによって引き起こされる不快さを受け止めなければいけません。セラピストの提案はそういった作業と認知療法と行動療法とを組み合わせる大変な作業を必要としました。

強迫症を記述していくために選んだプラットフォームは，ネット上の意見交換のできる掲示板でした。その掲示板で私はMichael Jenike, James Claiborn, Jonathan Grayson達と出会い，認知行動療法（CBT）やマインドフルネスに関する彼らのアイデアをまとめていくことを始めました。例えば，「自分の頭の中に浮かんだからという理由だけでその考え（思考）が重要であるとは決めつけないこと」とか，「なんか嫌だという理由だけで，不確実な状況を耐えられないものと決めつけない」とかいった具合に

です。また私の仲間の患者たちは自分たちの強迫体験をぴったりと説明できる言葉をネット上で見つけてはメールをくれました。それらは大いに私に刺激を与え，倍返しで感謝を伝えたいような気持ちにさせてくれました。私の妻や両親からの素晴らしいサポートもあったため，私は人生の大いなる決断をし，最終的に臨床心理学の修士号を獲得することができました。

Tom Corboy にロサンゼルスの OCD センターで雇われた後，クライエントに提供されている教育教材がかなり限定的な概念（私を長い間支えてきてくれた認知行動療法とマインドフル・アクセプタンス）だけを支持していることを知り，自分は正しかったんだと確信しました。認知行動療法の臨床的なアプローチに，より個別的でより内省的なマインドフルネスのアプローチを組み合わせていくこと，いつも私はここに立ち返って来ます。

OCD センターでの日々は，私がそれまで書物の中でしか出会えなかったような経過を辿ってきた強迫症の患者さん達と，直接会って業務をする機会に恵まれました。患者さんによって経過は実にさまざまでしたが，皆が一様に言ったことは「考え（思考）や気分（感情）をあるがままに受け止めることがどれほど難しいか」ということでした。患者さん達と協力して，私が気づいたパターンや治療がどの部分に効くのかといったことについてブログに書いていき，Tom がそれらをロサンゼルスの OCD センターのウェブサイトに掲載していきました。そうしたところ，強迫症に特化したマインドフルネスの本を求めていた New Harbinger の Jess Obrien の目に止まることとなりました。この活動を広く世に知らしめようと絶え間なく努力を続けてくれ，また無名の著者にも快く機会を与えてくれた Jess がいたからこそ，この本は出版されることとなりました。セラピストとクライエントの両側から眺め続けてきた経験を本としてまとめられ，同じような情熱を持った強迫症セラピストたちの仲間に入れてもらえ，強迫症に打ち勝とうとする人々を直接支援していられる，そんな機会に恵ま

れているここ数年間に心より感謝しております。

Jon Hershfield, MFT

　私は全く期待してもいなかったような教材からマインドフルネスとアクセプタンスの概念を知ることとなりました。1989年に父親が何気なくM. Scott Peckの *The Road Less Traveled* という本を読むことを勧めてきました。それまで私はその本の存在も知りませんでしたが，その本の最初の3つの単語"Life is difficult（人生とは難しいものである）"（Peck 1978, 15）を読んだところ，あっという間に心を捉えられてしまいました。

　それはなかなか素敵な出だしの言葉でした。しかし，それに続く言葉はより刺激的でした。「人生とは難しいものであることを一度正しく知ってしまえば（一度正しく理解し，受容するならば）その時からもはや人生は難しいものではなくなっている」

　この考えをどう受け止めたらいいのか，確固としたものはありませんでした。典型的な中西部での子ども時代を過ごしてきたので，困難とは正面からぶつかって克服していくものと信じて成長してきましたから。人生が投げつけてくる困難を受け止めたからといって，満ち足りた気分になったことなど全くなかったですし，そもそもこの考えのことを気に入っているとは全く思えませんでした。

　1990年代初期，私はSouthern California大学のカウンセリング心理学の大学院に在籍していて，強迫症の治療に関する論文を書きました。その頃は研究的には「強迫症の治療において認知行動療法が最も効果的である」と結論づけられていました。その後，ロサンゼルスで卒後研修として働きだしたのですが，あるクライエントがPema Chödrönの *The Wisdom of No Escape*（1991）という本の中に安らぐ方法を見つけたのだと言ってきました。その本では，誰もが経験する痛みや不快感を受容して，マインドフルな気づきを持つことの重要性について述べられていました。

そうなのです，生徒とは時に良き教師となるのです。この本を購入した私は，その論理性の鮮やかさにあっという間に仰天させられました。自分が望んでいない考え（思考）や気分（感情）が浮かんできた時に，ついそれを否定し避けようとしてしまいますが，そうすることを止め，逆にそういった考え（思考）や気分（感情）からも学ぼうとし，マインドフルにそれらを受容していけるならば，我々のなかにある不快さは減っていくだろう，というのが Chödrön の基本的な論理でした。

　その後数年間，マインドフルネスとアクセプタンスについて書かれた本を読み漁りました。1999 年に，強迫症とそれに関連する不安状態の治療に特化したプライベートの外来クリニックである OCD センターをロサンゼルスに設立しました。それ以降，我々の治療プログラムは，古典的な認知行動療法と，マインドフルネスとアクセプタンスの原理とを統合することに，完全に焦点を絞って進めてきました。

　2009 年に，就職を申し込んできた Jon Hershfield と出会いました。彼が聡明で，やる気に満ちていることは明らかだったので，すぐに彼を卒後研修生として雇用することにしました。Jon が強迫症の複雑さを十分に理解していることはすぐにわかりました。その上，臨床においても彼の著作においても，一見何の苦労もなく認知行動療法とマインドフルネスやアクセプタンスの原理を統合していく才能に，ずっと驚かされ続けています。

　この本はワークブックとして使用されることを目指しています。伝統的な認知行動療法のテクニックと，マインドフルネスやアクセプタンスのいくぶん抽象的な"メタ"原理とを，混ぜ合わせること基礎とした，強迫症への実践的なアプローチを示しています。人生が投げつけてくるいかなるものも受容し，マインドフルに経験として積み重ねていけるように，この本が読者の支えとなることを切に願っております。

Tom Corboy, MFT

この本について

　"認知行動療法"という治療法に組み合わせて強迫症の治療に用いられている"マインドフルネス"と呼ばれている概念について検討することがこの本の目的です。強迫症の治療の代表的なものである認知行動療法は，強迫症状の改善に対して有意に差があり，効果的なものとして実証されてきました（Houghton et al., 2010）。実際のところ，「曝露反応妨害法を用いれば，短期集中的認知行動療法で早ければ4週間ほどで強迫症状は有意に軽減します」とさえ言われています（Saxena et al., 2009）。認知行動療法にマインドフルネスを組み合わせた研究によれば，「認知行動療法の過程を台無しにするようなものではなく，むしろマインドフルネスは認知行動療法を補完する，あるいは増強するものである」としています（Fairfax, 2008）。後の章で，認知行動療法において使われている主要なツールのいくつかを提案し，実施されているマインドフルネスがどのように治療に貢献できているかを検討したいと思います。

　この本は3部門から成っています。第Ⅰ部では，3つのモダリティ（マインドフルネス，認知療法，行動療法：それらが一体となってマインドフルネス認知行動療法［MBCBT］になっています）の基本的な理解を発展させることを中心にしています。

　強迫症と向かい合って行くためにそれぞれのモダリティの主なツール（マインドフルな気づき，歪んだ思考への立ち向かい，曝露反応妨害法［ERP］）に，読者の皆さんもぜひ慣れ親しんでみてください。

　第Ⅱ部では強迫症でよくみられる強迫観念を打ち壊したいと思います。またそれに取り組むために，第Ⅰ部で学んだツールの使い方を説明します。また，強迫行為へとあなたを誘うために強迫症が引き金となる考え（思考）や気分（感情）をどう利用しているのか，ということへのより深い理解も得られます。強迫観念が膨らませる歪んだ思考のさまざまなタイ

プや曝露をする際の具体的なヒントを学習することになるでしょう。どの章にも，強迫観念に襲われている間，瞑想を用いて思考過程を導くためのヒントが述べられています。

　第Ⅲ部では，強迫症と一緒に暮らしていくための他の細かなあれこれや，強迫症を持つ人として健康的な関係性を維持するためのマインドフルネスの使い方を探索していきます。推薦される治療リソースに関しての情報も得られるでしょう。

ちょっと一休み

　もしあなたが強迫症を持っているなら，強迫症について読むことも容易ではないはずです。この本の始めから終わりまで時々，あなた自身が本の内容からトリガーを刺激されたり，"撃ち抜かれ"たりするかもしれません。たとえどんなペースになろうとも，あなたにとってちょうどいいペースで情報を取り入れて行くことが重要です。この本が自然と浮かんでくるくらいまで自分を成長させていきましょう。やり終えるために必要なら，どんなに期間がかかっても，どんなに休憩を取っても自分を許してあげましょう。この本を一気にやり終えたからと言って何も宝物は手に入りません。あなたがさまざまなツールや強迫症と戦うための強さを手に入れることこそが本当の宝物になると我々は願い，信じています。

目次

序文　iii
序論　vi

第Ⅰ部

マインドフルネスと強迫症 ─────────────────── 1

第1章　脳と心とあなた ──────────────────── 4
　マインドフルネスの基本的な概念　5
　かがみ　9
　スポットライト　13
　壊れたダム　18
　瞑想：マインドフルネスの練習　21
　今この瞬間の（in the moment）マインドフルネス　28

第2章　マインドフルネスと認知療法 ──────────── 30
　認知療法　30
　認知の歪みに挑戦する　31
　自動思考の記録　50

第3章　マインドフルネスと行動療法 ──────────── 52
　あなた自身は内面で起こることは決められない　54
　行動を変えると，思考と気分もついてくる　55
　曝露反応妨害法　56
　アクセプタンス・スクリプト　68
　一般的な曝露　70
　今この瞬間のフラッディング法（溢れ出し法）　71

第4章　マインドフルネスと強迫行為 ──────────── 74
　よくある強迫行為　74
　強迫行為のためのマインドフルネス　95
　ちょっと一休み　96

第Ⅱ部
特定の強迫観念に対する,マインドフルネス認知行動療法

99

第5章 アクセプタンス（受容），アセスメント（評価），アクション（行動）
100

アクセプタンス（受容） 100
アセスメント（評価） 102
アクション（行動） 103
強迫観念の分類 103

第6章 汚染強迫症
105

汚染強迫症のアクセプタンス・ツール 108
汚染恐怖とともに現在にとどまる 110
汚染強迫症のための瞑想のコツ 111
汚染強迫症のアセスメント・ツール 112
汚染強迫症のアクション・ツール 114

第7章 責任感／確認強迫症
121

責任感／確認強迫症のアクセプタンス・ツール 123
責任感／確認強迫症のための瞑想のコツ 124
責任感／確認強迫症のアセスメント・ツール 125
責任感／確認強迫症のアクション・ツール 127

第8章 ぴったり感強迫症
132

ぴったり感強迫症のアクセプタンス・ツール 134
ぴったり感強迫症のための瞑想のコツ 135
ぴったり感強迫症のアセスメント・ツール 136
ぴったり感強迫症のためのアクション・ツール 138

第9章 加害強迫症
142

加害強迫症のアクセプタンス・ツール 145
加害強迫症のための瞑想のコツ 146
加害強迫症のアセスメント・ツール 147
加害強迫症のためのアクション・ツール 150
「こんなことを考えてたら，余計に悪くなるよ！」 155
荷が重すぎる！ 156

第10章　性志向強迫症（HOCD） ——————— 157
　魅力とは？　159
　性志向強迫症のアクセプタンス・ツール　160
　性志向強迫症のための瞑想のコツ　162
　性志向強迫症のアセスメント・ツール　162
　性志向強迫症のためのアクション・ツール　164

第11章　小児性愛強迫症（POCD） ——————— 170
　小児性愛強迫症のアクセプタンス・ツール　172
　小児性愛強迫症のための瞑想のコツ　175
　小児性愛強迫症のアセスメント・ツール　176
　小児性愛強迫症のためのアクション・ツール　178

第12章　関係性強迫症（ROCD） ——————— 184
　「君はかけがえのない存在なんだ！」　186
　関係性強迫症のアクセプタンス・ツール　187
　関係性強迫症のための瞑想のコツ　190
　関係性強迫症のアセスメント・ツール　191
　関係性強迫症のためのアクション・ツール　194

第13章　几帳面強迫症 ——————— 201
　宗教的几帳面さ　201
　倫理的几帳面さ　204
　几帳面強迫症のアクセプタンス・ツール　206
　几帳面強迫症のための瞑想のコツ　208
　几帳面強迫症のアセスメント・ツール　209
　几帳面強迫症のためのアクション・ツール　211

第14章　気にし過ぎ強迫症 ——————— 216
　気にし過ぎ強迫症のアクセプタンス・ツール　219
　気にし過ぎ強迫症のための瞑想のコツ　220
　気にし過ぎ強迫症のアセスメント・ツール　221
　気にし過ぎ強迫症のためのアクション・ツール　222
　ちょっと一休み　227

第Ⅲ部

マインドフルネスと強迫症，そしてあなた ……… 229

第15章　強迫症体験を共有する ……… 230
　　人々は何を見ているのか　230
　　誰に知らせるの？　232
　　「あなたの強迫症って，なに？」　234
　　理解を深める　237

第16章　マインドフルネスと共に歩む ……… 239
　　ストレスとは　240
　　強迫症の女性とホルモンの変化について　242
　　不適切な対処法略について　243
　　その他のストレッサー　245
　　ちょっとした失敗と再発　246

第17章　助けを得る ……… 249
　　どこで始めましょう　250
　　何を聞くべきでしょう　251
　　追加のマインドフルネストレーニング　252
　　深呼吸しましょう　252

文献　254
訳者あとがき　257

第Ⅰ部

マインドフルネスと強迫症

　強迫症は推定生涯有病率が2.3%になる精神医学や心理学などで論じられるメンタルヘルス上の問題です（Ruscio et al., 2010）。**強迫観念**とは望んでいないにもかかわらず侵入してくる思考のことを言います。このような思考は，アイデアや想像，強い欲求，衝動，記憶，あるいは内部からの何らかの情報など，さまざまな形で自然と浮かんできます。そしてあなたはそれを望まざるものとして感じ，苦痛を伴って経験します。**強迫行為**とは，強迫観念が浮かんできたために引き起こされる不快感から逃れるため，あるいは不快感を減らすために，意図して行う行動です。強迫行為は，洗浄や確認といった実際に行動を伴うものもあれば，反復思考や中和（訳注：強迫観念の悪い内容に対して，逆に良い行動をし，打ち消そうとすること。行動の場合も思考の場合もある）といった頭の中での動作といったものもあります。これらの用語は後の章でもっと詳細に検討したいと思います。

　障害（訳注：Disorder のこと。以前は強迫性障害と訳していましたが，強迫症に変更）という単語は，許容できる状態を越えてしまっているとか，望む程度の安定が得られないとか，いう状況で用いられます。秩序（order）を越えて（out）しまっているので障害的・無秩序（disordered）なのです。強迫観念や強迫行為があるというだけでは，強迫症という診断をするには不十分です。障害と診断されるためには，機能が損なわれていること，生活の質が低下していること，強迫観念や強迫行為によって時間

が喪失していること，などを経験している必要があります。

あなたの強迫症のストーリー

　もし今までに強迫症やそれに関連する疾患のワークブックを読んだことがあるなら，多分"ボブのストーリー"とか"メアリーのストーリー"とかいった形で提示された症例を読んだことでしょう。それらのストーリーを読み終わった後，「**まさに私のことだ！**」と思ったりするかもしれません。ストーリーというものは，**あなた自身**に起きた時にオンリーワンになるのです。しかし大抵の場合，強迫症のストーリーはすべて，あなた自身のストーリーであることが多いです。

　ある日，あなたにとって正しくないと思う考えを持ってしまいました。それはあなたの信念から生まれたものではありません。しかしそれでもそれは**あなた自身**の考えなのです。その考えを持ってしまった以上，信じざるをえません。この異物感が，特定の**気分・感情**を引き起こします（ただの軽い不満ではなく，ある種の心理的な痛みです）。健康的で理性的な人らしく，あなたはその痛みを取り除こうとし始めます。しかしながら，あなたが思いつくいかなるものも，ほんの僅かの助けとなるだけで，むしろその後，より意地悪く痛みが突き刺し返すようになるものです。

　あなたがそのことについて考えないようにすればするほど，さらに一層その考えはあなたの頭に侵入してきます。あなたが自分で落ち着かせようとすればするほど，さらに一層傷ついてしまいます。あなたが避ければ避けるほど，さらに一層直面しなければいけないことが増えていきます。追い払いたいのにできないのです。周りの人は「ただやめればいいだけじゃない」と言いますが，あなたはあんまりだと思い，相手へ不快さを感じ始めることでしょう。あなたの世界はどんどん狭まっていき，あなたの好きだったものは憎しみを産むものと成り下がり，自分自身がまるで偽物かのように感じ始めることでしょう。

あなたが自分を偽物と感じた時は，自分自身のことを，人間を装っているだけの存在として感じているでしょう。しかし心の中では，絶えず続く，無慈悲な苦痛を経験しています。その偽物は，汚れていて，危険で，変人で，人から愛されず，社会から断絶された，不完全で，不道徳な，そして何よりもあなた自身が管理できていない存在なのです。

　ただ不安というだけではないのです。あなたの心の中に突き刺さってくる鋭い何かがあるのです。しかしすべてを失ったわけではありません。あなたの苦痛は凄まじいけれども，この体験を変化させる力はあなたの手の中にちゃんとあります。

第1章

脳と心とあなた

　3つの分離した存在（脳，心，**あなた自身**）からなっているものとして，今のあなたを少し考えてみてください。

　脳は，頭蓋骨の中に存在する有機物から成る身体組織の集合体です。体の他の臓器と同様に，化学的かつ電気的な相互作用の複雑系を通して，さまざまな機能を発揮しています。脳の主な機能の一つは情報を体系化することです。思考や感情，体感感覚などもこの情報に含まれます。コンピューターが0と1をプロセッサーに入力していくのと似たやり方で，脳はこれらのデータを入力していきます。

　心は今の例えでいうところのプロセッサーです。情報を受け取るとさまざまな方法で対応していきます。心は情報に取り組む部所と言えます。情報にフィルターをかけ，情報を発展させ，情報を拒否したり，情報に色や意味を付け加えたりもします。

　あなた自身はただ単純にあなたです。あなた自身はあなたの名前で通っている存在で，心が受け取った情報を処理している様を眺めている存在です。あなた自身は，あなたの"存在"，すなわちあなたの人格なのです。

　我々の多くは，心から自分自身を分離することはかなり難しいです。もし心が，ある考えの意味を解析しているならば，その解析はまるで自分自身の責任で行われているかのように感じられるでしょう。あなたの心がしている様子を眺め，あなた自身が望むような形で決心をしていくという考えに基づいた概念がマインドフルネスなのです。

Daniel Siegel の The Mindful Brain（2007, 5）という本では，"エネルギーと情報の流れを調節する過程"のことを，心と呼んでいます。心を脳の一部と考えようと，もっと高尚な何かの一部と考えようと，心が何なのかではなく，**心が何をするか**に我々の興味の大半はあるでしょう。ここで理解しようとしていることが，強迫症に苦しんでいるあなた自身と心が作用し合う様であり，また強迫症の脳と心が作用し合う様でもあります。

マインドフルネスの基本的な概念

　マインドフルネスとは，今その瞬間に起きているどんなものも，あるがままに受け止め，認める状態のことを言います。技術的には，脳から受けた情報を心が処理している様子を観察していく能力を高めていくことによって，出現してきます。心のパターンや傾向だけではなく，心の個々の活動に気づくことも含んでいます。強迫症に向けたマインドフルネスの実践とは，あなた自身とあなたの心との間の関係を開拓していくことであり，その実践の中では強迫症との戦いに向けて互いに協力し合うことになります。

　強迫症を経験すると，心のコントロールをかなり失っていると感じてしまいます。心から離れたものとして自分自身を見ないと，あなたの心がしていることでもまるで**あなた自身**がしているように感じてしまいます。あなた自身は，あなたの強迫症が引き起こす侵入的な思考を処理するように求められているだけでなく，そういった思考をどのくらいつらいと感じるかということの責任をも負っています。あなたは，固い決心を持って振り返ることや，最悪な状況を予測すること，さらには「自分が思いつくことは決して起きず，自分は安全で，止めても大丈夫」と自分自身を納得させようとすること，などによって望まぬ思考から心を引き剥がそうとするかもしれません。しかしその思考はうまく引き剥がされたりはしません。脳は反応を引き起こし，心は受取って反応し，あなた自身はすべての過程に

隷属しているかのように感じてしまいます。

　しかし，もし心が作動している様子をより良く観察できるように能力が発展したのなら，強迫症の思考を，その内容とは違った何かとして見始めることでしょう。強迫症を持つ我々のような人間は強迫思考に痛みを感じることがあまりに多いので，脳が提示してくるものを判断し，拒絶することに躍起になった心を眺めることに慣れてしまっています。あるがままの思考や感情，身体感覚などを心に理解させるよりもむしろ，戦ってしまうのです。しかしそれは誤った戦いです。もしあなたが傍観者の立場でいることができ，心が受け取っているものやそれによりいつも向かっていってしまう方向を眺めることができるなら，あなたは強迫症の思考に対して抑制の効いた反応をすることができるようになります。2つの化学物質が自然と化学反応してしまうような自動的な反応ではなく，あなたは**意識的に対応する**ことができるようになって来ていると言えます。強迫症に自動的に反応してしまうと，強迫行為へ繋がっていってしまいます。強迫症に意識的に対応することは，心がしていることを観察し，次なるステップを選んでいることとなります。

現在にとどまること

　もしあなたが今までに何らかのマインドフルネスの本を読んだり，瞑想をしたことがあるのなら，現在にとどまることについて耳にしたことがあるでしょう。初めのうちはちょっと馬鹿げたことと思い，こんな風に考えるかもしれません。「今以外のどこにいられるって言うの？　私はここにいるわ，まさに今。私は今まさにここにいて，1時間前に望んでいなかったものに触ってしまったかもと思って完全に頭がおかしくなっている。そして1〜2週間もすれば私が何か病気になっていることがわかるでしょう！まさに今はひどい状態よ！」

　しかしそれは「今まさに」の状態ではありません。「今まさに」が強迫症で捻られたような状態です。実際は，その状態はもはや存在していない

過去の状態であり，理論上存在しうる未来の状態なのです。他の言い方をすると，強迫症が存在することで"今どうであるか"ではなく**"もしかしたらどうなるか"**になってしまっています。

　"今どうであるか"においては，強迫症と交渉しなければならない素材は存在しません。あなたは，今まさに単語を見て，本を読んでいる人なだけです。**考えること**さえも現在においては可能です。はい，あなたは今まさに**考えている**一人の人です。そこには強迫症が爪を立てるものは何もないのです。しかしながら，"もしかしたらどうなるか"においては，まだ起きていないことや，もう起きてしまったことへの恐怖が存在します。その恐怖を感じないようにするために，何らかの行動をする衝動が発生してきます。それこそが強迫行為です。

　今を眺めるもう一つの方法は，あなたの心をあなたの体にグッと近づけてみることがマインドフルネスだと理解することです。あなたの体はこの本とともに椅子に座っています。あなたの心はあなた自身と一緒にそこにあり，この文字を読んでいます。先週した会話を思い出したり，待ち遠しいイベントのことを考えたりして，あなたの心が逸れてしまった時などは，あなたの心はあなたの体の近くのどこかへ行ってしまっています。それこそが強迫症が心の所有権につけこんでくるところです。よく経験する状況と思いますが，現在あなたがいる場所に心がとどまらず，過去や未来へと旅してしまっているような状況を想像できますか？

　まさに今起きていることを受容することは（実にマインドフルな状態と言えます），必ずしも幸せに感じているということではありません。あなたは今まさに不安を感じているかもしれません。

　"今どうであるか"の状態は，今まさに，あなたが座っているところで，あなたが存在するままの状態を意味しています。その状態においては，今経験している思考や感情，感覚がいったいいつ消え去るものなのか，それともそもそも消え去るものなのか，あなたはわからないのです。現在においてのみ，あなたは判断なしで物を見ることができ，恐怖なしに

将来の実現可能性を秘めて経験できるのです。

思考は思考であって，危険なものではない

　強迫症を持つ人々と持たない人々との基本的な差は，思考というものの意味が単純でなく，思考への評価が伴っているという点です。特定の思考，それ自体を"悪い"と評価したなら，もうその瞬間にその思考は問題のあるものとなってしまいます。数多くの事実が，思考がどのくらい"悪い"ものなのかに影響を及ぼし出します。あなたが大体リラックスしている状態の時は，何かどうでもいいことをしたり，放り投げたりすることについての思考（例えば迷惑メールに対する思考）は，注意を向ける価値もないように思えます。不安な状態となると，同じ思考でも悪夢に出てくるような恐ろしい批判や警告のようになってきます。「**もしこれが私の頭の中にあるなら，取り出さないと！**」みたいな感じです。

　もし思考を一列の車両としてみるなら，強迫症や他の不安症の人々は，乗客全員がチケットを持っていることを確認するために各車両を止め続けるような傾向にあります。マインドフルネスとは，その車両が通り過ぎていくのをただ単純に眺めているようなものです。通勤のためにただ駅にいるだけなのです。すべての人がみな正しい車両に乗っているか確認し，チケットを見て回るような状況に身を置く必要はないのです。望まぬ思考が出てきたとしても，それらをとりわけ意味のあるものとして評価するべきではないと認識することを意味しています。その思考が意味することを変えるのではなく，その思考へのあなた自身の評価を変えたり，その思考が現れてきた事実背景をあなたがどう捉えたのかを変えたりした方がいいです。それはあなたに**対して**起きたのではないのです。ただ単に**起きた**のです。

言葉としての思考

　「思考は思考であって危険なものではない」という意見を考えるもう一

つの方法は、あなた自身が言葉をどのように見なしているか、考えてみることです。言葉を見た時に、あなたはそれをそれが関係するものと見なします。Steven Hayes の *Get Out of Your Mind and Into Your Life*（2005）という素晴らしいワークブックで、"関係性の枠組み（relational frames）"のネットワークというものが、心でどうやって作られていくのか記述されています。それによると、概念とは人があるものを経験した時に、それに関連したものも内面で経験することを指します。あなたがある強迫的な思考を経験すると、あなたはその思考に関係するすべてのものに意識を向けてしまいます。

多くの思考はあなたを困らせるものではありませんが、障害に結びつく思考や感情、感覚などの場合は、強迫観念を実際よりも何か意味のあるものとして捉えさせることでしょう。ただの強迫観念というだけでなく、あなたが今まででそれに関連したすべての事象となってしまうのです。

練習

心がどのように作用するのかに気づくための練習を用意しました。以下を見てみてください。

かがみ

考えてみてください、**これは何でしょう？** そうです、かがみです。そうなんです、かがみなんです。もしこのページを読んで、鏡を使って髪をとかしたりセットアップしようとするなら、それはちょっと変なことになってしまいます。目の前の鏡に映るあなた自身を見るのではありません。本物の鏡ではないのです。"かがみ"という**言葉**なのです。

しかしそれは"かがみ"という言葉ですか？ どちらとも言えないのです。我々はそれを一つの言葉と見なしますが、"か－が－み"は

実際には特定の順番の文字の並びです。そしてそれは"鏡"と呼ばれる，反射するガラスの面に関連した言葉を我々に想起させます。別の並びにすると，ただの文字の集まりにしかなりません。"か－が－み"では意味を成さないのです。その文字列は一体何でしょうか？

　一定の意味を割り当てることに我々で同意した，ただのシンボルで小さな描画の集まりなのです。それが"か"であり，"が"であり，"み"なのです。

　意味を持たないシンボルの集まりがある意味を与えられると，その意味を加えてくれと注文し出します。このシンボルの集まりは今や"言葉"と分類され，この言葉はあるアイデアを呼び起こすこととなります。このアイデアはイメージ——今回で言えば，反射する面です——と，反射する面に近いものを認知した際に伴う思考や感情，感覚など関連するすべてのものを，呼び起こします。

　もしあなたが強迫症の場合，望まぬ考えを経験するということは，まるでこの本を開けたら，床の上に本物の鏡が落ちて来るようなものです。望まぬ考えは，それ**自体**に何やら意味を持ち，**勝手に重要だと訴え**，**直ぐに**何らかの行動を反応的に引き起こさせようとするもの，として現れてきます。マインドフルネスの練習は，あなたが言葉を見るのと大体同じような方法で，望まぬ考えを見られるようになることを提案しています。望まぬ考えとはもともとはただの空の器で，心がそれらについてあれこれ考え出し，体系化されて来て初めてエネルギーが注入されるのです。汚染されたものに関する考えは，汚染された**もの自体**とは異なるのです。その考えは，汚染に関する一つの**考え**なのです。

気分は気分であって，事実ではない

　気分（感情）は身体的な感覚に関する基本的な思考です。喉に異物感を感じ，胸に緊張を感じ，手のひらに汗を感じ，喉が渇いてきたら，あなた

はそれを罪悪感と呼びます。「**これは罪の意識を表している。私は後ろめたい気持ちなんです**」と言うでしょう。あなたの強迫症は，あるがままにそれを受け止めるよりもずっと罪悪感があるようにあなたに語らせます。よって，この罪悪感を説明できるのは今までに犯したどの悪事だろうかとあなたは終わりなき悩みの渦に入って行きます。そして最終的にはその罪悪感の責任をすべて負わせられる何かを思いつくまでそれは続きます。しかし苦痛というものはそう長くは続きません。なぜならば気分とは**感じるもの**だからです。それは事実ではありません。それは指紋のように絶対的なものではないのです。それは身体的な経験に関するただの考えなのです。思考と同じで，発生した時には空っぽで，行動することで意味が付け加えられていくものなのです。

　もしあなたが強迫症とともに生きているのなら，しばしば**罪悪感**を持って目を覚まし，今までにした悪事をちゃんと判断できないものかと考え続けて自分自身を見続けながら一日を過ごしているでしょう。あるいはもしかすると，何かが**止まってしまっている**とだけ感じているかもしれません。あなたが起きた時に最初に気づいたのはどんな気分でしたか？　ここに書いてみましょう。

_____

_____

_____

　強迫症はあなたがこんな気分になったらそれをきちんと分類し，整頓された綺麗な箱のようなものの中に入れるよう求めてきます。そうやってその気分をどこかへやったり，壊そうとするのです。強迫症は強い罪悪感や考えられうる最もひどい思考をもってあなたを脅してきます。例えば，あ

なたの気分はあなたが何者であるかということを表しているのだという考えや，罪悪感はあなたが犯罪者であるということを意味しているという考え，恐怖はあなたが将来滅ぼされるであろうということを意味しているという考え，といった具合です。これらの感情は問題なもので，あなたはこれらを記憶にとどめ，直面していかなければならないのだと強迫症は言うでしょう。

マインドフルネスの練習をすることで，あなたが強迫症におどけてみせ，**「そうね，それは一つの感情なのよね」**と言えるようになることを願っています。感情というものを**一つの感情**として経験できると，あなたの体に現れては消えていくだけのもので，あなたが何者かとかあなたが何をするべきかといったことに関してはさほど有益な情報を提供してはくれないと気づくでしょう。

感覚は感覚であって，行動のための指令ではない

強迫症の人々にとって最も素晴らしいマインドフルネスの変化は，体の感覚に対して判断をせずに反応することです。健康不安の人にとってはいかなる痛みも重篤な疾患のサインであり，その存在を許すための凄まじい無責任さの指標であります。性的な強迫観念を持つ人々は，陰部のちょっとした疼きを感じただけで，自分は変態で強欲な体質なのだと考えてしまいます。よって身体的な感覚は気分（気分は思考の引き金となるのですが）の引き金となり，それらはすべてまるで浜辺に打ち返す波のようにあなたの心の中に集まってきます。

マインドフルネスでは，あなたが思考や気分を眺めるのと同じように，身体感覚を眺めるよう求めています。それらは**経験しているもの**なのです。痛みとは痛みであり，それが不快な気分を引き起こすことに異を唱える人はいないでしょう。しかし，もしその不快さを感じ続け，そのままその不快さを手放せたら，心は明晰なものとなるでしょう。明晰になると，ただの頭痛と脳腫瘍との差がわかるようになります。言い換えれば，身体

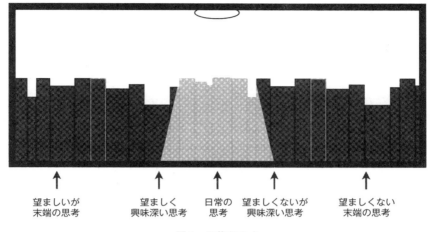

図1　平均的な心

（矢印の下、左から右へ）
望ましいが末端の思考／望ましく興味深い思考／日常の思考／望ましくないが興味深い思考／望ましくない末端の思考

感覚は**あるがまま**に見ることが大事で、身体感覚をそこから変貌する**可能性のあるもの**として判断したがる自分の衝動を観察しなさい、ということです。

スポットライト

　強迫症に横たわる問題は、あなたがあまりにも多く考えてしまうことではありません。あなたが思考の強度や量、あるいは思考において見えている範囲に混乱してしまっていることなのです。

　図1のイメージを見てみてください。本が置かれた本棚のイメージです。本はすべて一列に並べられており、どの本も目的やデザインはまちまちで、どの本も情報や事実、理論、記録、物語などでいっぱいです。一日の終わりになっても、どれもただの本です。しかし変わらず互いに異なる本なのです。

　本の上にはスポットライトがあります。その光は特定の範囲を照らしているので、真ん中の本は明るく照らされていますが、本棚の端の方にある

本はわずかに照らされているくらいなので，端っこに暗くて見えていない本があるのかどうかはよくわかりません。真ん中にある明るく照らされた本は，あなたが日常習慣的に扱う思考（訳者追加：日常の思考）です。それらの重要度は日々変化しますが，大部分はいちいち判断なんてしていないとあなたは思っています。「空は青いなぁ」「風呂に入る時間だ」「プレッツェルがしょっぱいなぁ」などといったような思考です。あなたが強迫症を持っていようとなかろうとこういったタイプの思考には気づけますし，そういう思考はあなたの意識の中に普通に存在していられます。

　両端に向かってスポットライトの光が薄れていく辺りでは，たくさんの"興味深い"思考が浮かんできます。そういった思考は，望ましく興味深いものか，あるいは望ましくないが興味深いものです。左側の方では仕事でボーナスを手に入れることを考えているかもしれませんし，右の方では税務署に会計監査をされることについて考えているかもしれません。それらの思考は，あなたが気づいたときには興味を引かれる思考と言えます。これらの興味深い思考は，気分を高揚させたり，苦悩させたりするものです。もしかするとそれは，我々が皆持ってはいるものの，持ってはならぬと考えているような，暗くて不気味な思考かもしれません。もしかするとそれは，我々が皆持っていて，時々は持っていてもいいと考えているような，楽しく子どもじみた思考かもしれません。

　一般的な人はこのような思考を容易に手に入れることができますが，それらに気づくためにはそれらに向かって注意を切り替えないといけません。なぜならば，こういった思考は部分的にだけ照らされていて，日常の思考のように心に存在しているわけではないからです。

　図1を見直してみてください。本棚の右端に向かってもっと行くと，望ましくない"末端の"思考があることに気づくでしょう。ここは，死や，極端に無責任な考え，あるいは独特の性的だったり攻撃的だったりする考えといったようなものが存在している場所です。誰でもこういった思考を持ってはいます。時折こういった考えは招きもしないのに勝手に出て

きたりもします．普段はわざわざ掘り出しにいかなければ出てきません．例えば何か創作的な執筆のために，動揺するようなことを考えてもらうよう誰かに頼んだら，尋ねられた人は意識に浮かんでくるものを見るためにこの辺りを掘り出してみるかもしれません．もしあなたが誰かに誕生日プレゼントのための奇抜なアイデアや，ホラー映画のための宣伝文句を考えてほしいと頼んだら，それを思いつくために心の中で向かっていくような場所です．こういった思考は興味深さを超えている，**向こう側**の領域なのです．

　この薄暗く照らされた領域を過ぎていっても，まだ読むべき"本"は沢山あるのですが，平均的な強迫症ではない人々はそれらに気づきません．こういった棘々とした，難しい末端の思考を掘り起こすような必要に駆られていないならば，そういったものを想起させるようなニュースでも見ない限り意識には上って来ないでしょう．

　このような思考は全く持っていないと多くの人々は主張するでしょう．「こっちに突進してくる車に向かってハンドルを切ろうなんて，一度も**考えたこともないわ！**」といったようなことを言うかもしれません．しかし，このような表現をした時点で，そういった末端の思考を持っていることは疑う余地がないのです！　強迫症でない人々は，そのような思考を持っていないということではないのです，と言うよりも皆持っているのです．そういった思考への意識を問題なものとして気づいていないだけなのです．そういった思考が出てきた理由やタイミングについてあまり考えませんし，それゆえそういった思考が頭の中に**存在する**ことさえ気にしないのです．

　図2を見てみてください．これが強迫症の心です．スポットライトの照らす範囲がポイントになります．望ましいが末端の思考は，日常の思考と同じくらい明るく照らされています．より意義深いわけではないのです，ただより明るく照らされているだけです．強迫症ではない心の本棚の端ではぼんやりとしか照らされないものの，強迫症の心では照らされるこ

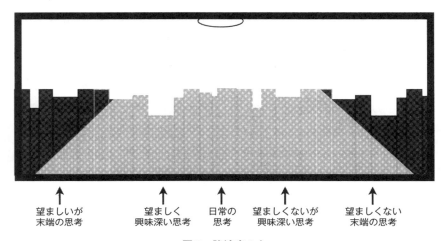

図2 強迫症の心

とになる典型的な思考をいくつか以下に挙げてみます。

「このシャワー室を最後に触った人は病気を持っていたかもしれない。私は触ってしまったから今病気になってしまったかもしれない」

「服を脱いでいる男性を見ても動揺したりはしない。私は同性愛者であることをあまりに深く隠しているので，自分が同性愛者であることに気づいてさえいない」

「この階段を4歩で上がらずに，3歩で上がってしまうと，罪のない人が死んでしまうような出来事を引き起こしてしまう」

「すぐに"大丈夫"と言わないとママが死んでしまう」

「まだ赤ん坊の娘を抱き上げた時に，手がお尻に当たってしまった。私は小児性愛者に違いない」

「しっかりと駐車ブレーキを引かなかったので，車が縁石を越えて動き出してしまい，子どもに当たってしまう」

「ストーブのスイッチを入れたまま外出してしまったので，家が火事になってしまうだろう。猫が火あぶりになってしまう」

「この包丁は鋭い。私は突然それを握りしめ，夫を刺してしまうかもしれない」

「さっきの歩行者がもうバックミラーに映っていない。気づかないうちに車で轢いてしまったかもしれない」

「瞬きについて考えてしまうと，一生変な瞬きをしつづけるだろう。そうやって最後は気が狂ってしまう」

　私の経験では，強迫症を持つ人々と話し合ってみると，上のリストを見て彼らの多くは「ある時点でそんな末端の思考を多少なりとも持っていることには気づいたんだ」と話してくれるでしょう。多分，そのような思考が成熟した強迫観念に発展していくことは決してなかったと思うのですが，そういった思考はまた同様の思考を生み続けたはずです。そして，強迫症を持つ人々はそのような思考から自由になろうとはしませんでした。なので，それらの思考は頭の中に浮かんで来続けたのでした。ちょっとだけ，あなたを邪魔してくる**末端の思考**をここにいくつか挙げてみませんか。それらはあなたの最重要の強迫観念に関連づける必要はありません。心はかなり深くにあるものと考えていると思いますが，その心の表面に浮かんでくる思考はどんなものでしょうか？

_____

_____

_____

　今度は**望ましいが末端の思考**についても考えてみましょう。例えば，癌が治るとか，宝くじが当たるとかいったことです——そういったものを選んでみてください。自分をスーパーヒーローと思ってみる感じです。そし

てそういった望ましい思考を，あなたが強迫的に囚われてしまう不快で怖いものと同じくらいに，通常ではあり得ないものと考えてみてください。しかし，それはとても難しいことに気づくでしょう。我々は皆，こういった望ましいが末端の思考は，どうでもよくて，あまり注意を向けるようなものではないと考えているからです。もし，望ましくない末端の思考でも同じように意識してみたら，強迫体験はどんなようなものになるでしょうか？　あなたの望ましいが末端の思考をここに書いてみてください。

_____

_____

_____

　多分，あなたはスポットライトが照らす範囲を狭めたいと望むでしょう。心の中で起きることは**あんまり知りたくない**のです。スポットライトの照らす範囲を狭めるのではなくて，明るく照らされた思考は，ただ目立っているだけであって，さほど重要ではないということに気づけばいいのだとマインドフルネスは言っています。所詮，人の声の大きさと，その人の言っている内容の大事さとは関連はないのです。数ページ前で出てきた"かがみ"という単語のフォントサイズの違いで，どのくらい実物の鏡のようであるかに差が出たりはしないのです。あなたが経験する思考，気分，感覚の強さの程度は，それらの価値とつなぎ合わせる必要はないのです。

壊れたダム

　あなたの心を一つの村として想像してみてください。小さな小屋と人

間，家畜，道，そして何本もの水の流れのある谷間の村を描いてみましょう。それは葉の葉脈のように一つの村がまた他の村へと繋がっています。そこは美しく幸せな場所ですが，そこの村人の間では気遣うべきことや一緒に取り組まなければいけないことがたくさん求められており，複雑な場所です。

　その谷は険しい山々に囲まれていて，一方には巨大なダム（想像しているよりずっと大きなダムです）があります。このダムの逆側は森羅万象の膨大な水が存在しています。そこには考えられうるすべての思考が詰まっています——すべての思考です。**今日のサンタモニカの天気はどうなっているのか？　うるう年は 31,622,400 秒である。**そこには考えを持つすべての人が今までに考え得たすべての思考があります。——好ましい思考も，気にしていない思考も，**そして忌み嫌う思考もすべてです。**

　さて，その村（あなたの心）は生活していくためには水（思考）を必要としているので，ダムには注意して開けられてある穴があり，それによって望ましい流れが絶え間なく起きています。この水は村の大地に安全に流れ落ち，村が栄えていくために必要なすべての小川と水路を通り抜けていきます。大抵の場合，ダムは水以外のものを食い止めます。それはあなたの思考からあなたを分離させます。あなたの心は，いつ何時もすべての思考に意識を向けているなどということはできません。心の中で起きてゆくことの大半は，完全にミステリーなのです。あなたが本当に必要とするものはすべて，ほんの基本的なものだけなのです。例えば，靴紐を結ぶとか歯を磨くとかいったことをするための，僅かな思考の絶え間ない滴りのようなものです。

　しかしあなたが強迫症者の場合，過剰な水の漏れ出しが起きているようなヒビがいくつかダムに入っています。思考が休まっている状態から**望む**思考を分離してくれる障壁が，十分には機能していないようです。**機能不良**という訳ではありません。そうでなければ，あなたの心は一日中"水浸し"になっていることでしょう。ただ可能な限り効率的になっているわけ

ではないようです。

　このように望まない思考を強迫観念の説明に使うことができます。それは侵入的で，望ましいものではなく，あなたはそれを問題であると認知します。あなたがそのヒビに気がついたら，まず最初にダムに登り，何らかの方法でヒビを塞ごうとするでしょう。もしくは，不安に駆られてとにかくハンマーを握りしめているかもしれません。しかし，それではうまくいきません。最初はヒビから漏れてくる流れが弱まったように思えても，すぐにそのヒビは大きくなり，強迫観念の勢いは増し，ひどくなってしまうのです。これが，どうして強迫行為が意味を成さないかの説明になります。

　マインドフルネスは，望まない思考の流れを止めるためのものではなく，ダムを眺めることなのです。つまり，大抵の物事はあなたの予想通りに働いているものの，実際にはいくつかのヒビが**ある**ということや，そのヒビから思考の流れが侵入してきて**いる**ということをしばらく眺めるということです。これには，二つの選択肢が残ります。一つは，流れが止まることを念じながらダムを拳で叩きながら眺めること，もう一つはその漏れ出しを**ただそこに存在するもの**として受け入れながら眺めることです。もしかしたら，あなたは余った思考の水であなたの心の中に別の作物を育てることができるかもしれません。もしくは，特にその余った思考の水は使い道がなく，ただ湿気の多い場所で暮らす術を身に着けなくてはならないかもしれません。そこには，アクセプタンス（受容）しかないのです。思考を受け入れ，他の思考と混ざり合うままにしましょう。ヒビ割れから漏れてくる思考の存在についてのあなたの見方を変えることによって，あなたの中にただそのような思考を受け入れて**そのままに**しておけるようにしましょう。

　望まない思考の存在を，元々ある大量の水に追加された些細なものだと考えることにより，それらが良いか悪いかを区別する重要性がなくなっていきます。そうすると，思考自体が些細なことで，**良いか悪いかを判断す**

る必要やそれに対して何か**すべき**ことではない，と余裕を持つことができます。

瞑想：マインドフルネスの練習

　強迫症を緩和するために瞑想をする必要はありません。それでも，あなたには瞑想が必要でしょうし，それは実際あなたの役に立ちます。瞑想とは，最もシンプルな形で文字通りマインドフルネスを**練習**するための手段です。**現在**の経験に抵抗するのをやめ，それにただ気づくために，一瞬から数時間の時間を充てるものです。基本的な着席して呼吸を用いるという瞑想では，今現在座っていることと呼吸をしていること以外のどんなことにも注意を払う必要がないと考えます。この，"〜以外のどんなことにも"には，思考や問題解決，物事を把握すること，精神的レビュー，分析なども含みます。

　あなたが座っていることと呼吸をしていること以外に注意が気づいた時はいつでも，また座っていることと呼吸をしていることに戻るようにします。基本的には，あなたが練習しているのは座って呼吸をしている時に心の中や外でどんなことが起きても気にしないでいるというマインドフルネスなのです。

　呼吸を使った瞑想は，とても一般的な瞑想の仕方です。なぜなら，呼吸は私たちが常に行っていることの一つで，常に存在し，現実のものであるからです。呼吸についての理論はありません。ですから，あなたが息を吸うことと吐くことについて考える時，あなたは現在にとどまっているに違いないと定義することができるのです。

　現在というのは，あなたがしっかりと錨をおろしておくべきところです。強迫症は，いつでもあなたをその錨から引き離し，"今どうであるか"というところから"もしかしたらどうなるか"に連れ去ろうとします。瞑想は，あなたが"今どうであるか"から引き離されそうになった時にただ

その事実に気づき，引き離されてもまた優しく引き戻してくれるのです。

　優しく，というのは実はここでは大切なことです。もしあなたが，「**呼吸について考えろ！　強迫観念を止めろ！　何もちゃんとできてないぞ！**」と批判的に自分自身を現在に引きずり戻そうとしても，うまくいかないでしょう。これでは，現在からますます遠ざかり，強迫症がはびこる批判的な状態に引きずり込まれてしまうのです。

　この**バックガイド**——あなたの意識が呼吸から離れてしまっていることに気づき，また**呼吸に引き戻してくれること**——は，腕立て伏せがエクササイズであることと同様，一つのエクササイズなのです。現在に戻ってくることは一つの**能力**であり，能力であるがゆえに練習することで鍛えることができます。どんなささやかな練習でもいいのです。あなたが練習するのは，**戻ってくる**ことです。強迫症にうんざりしているときはいつでも，もうレビューをやめて，物事をそのままにしておくよう自分に言い聞かせているということにあなたも気づいているかもしれません。そうしていても，逃げる気持ちはあなたを強迫症に引っ張り戻します。瞑想を使って現在に錨をおろすことを練習することは，あなたが瞑想をしていない時でも強迫観念から戻ってくる能力を向上させることにつながります。

　あなたが強迫症を抱えている場合，現在にとどまることは苦しく感じられ，反対に強迫観念に従うことで安心を得られるでしょう。強迫症は瞑想の概念を真逆に変えてしまう方法を持っています。しかしだからと言って，強迫症である人が瞑想をできないというわけではありません。瞑想すると選んだ際は，強迫症を考慮に入れる必要があります。過去に瞑想にチャレンジしようとした時，以下のような抵抗にあったことがあるでしょう。

「こんな考えが頭にあるまま静かに座っているなんてつらすぎる。私は30秒も続かないだろう」

「5分間座って呼吸をするなんて，そんな非生産的なことはない。そん

なの僕には耐えられない」

「挑戦してみたけど，ちゃんとできなかったわ。そんな自分自身に飽き飽きして，腹が立つわ」

「結局考え続けてしまって，瞑想を台無しにしてしまう」

以下の空欄に，あなたにとって強迫症に対抗する手段として瞑想を使うことがどのような点で難しいと感じるのかを書きこんでみましょう。

_____

_____

_____

基本的な呼吸を使った瞑想の練習

リラックスできるような椅子やソファ，どこか居心地のいい場所に座ります。足を地面につけ，両腕は身体の横にだらんとさせます。頭をクリアにしようとしては**いけません**。それはエネルギーの無駄使いで，どうせうまくいきません。その代わり，どんなことで頭が**いっぱい**になっているのかを観察し，とりあえずそのままにしておきます。

目を閉じ，鼻から息を吸い込み，口から息を吐きます。もしあなたが横隔膜呼吸法に慣れていなければ，空気が鼻から入ってきたら，肺ではなくお腹に入っていくことをイメージしてみましょう。息を吸う時には，お腹を膨らませます。これは，深呼吸とも言われますが，決して大きく息を吸うからではなく，身体の深いところまで空気を入れるからです。もし，あまりに違和感を感じる場合は，普通の呼吸でも構いません。しかし，横隔膜呼吸法（もしくは，腹式呼吸）の利点は，あなたが息をすることと関係しているということです。呼吸のプロセスの一部であるがゆえに，あなた

の注意のターゲットが幅広くなります．また，息を吸う時は肩が上がらないようになるため，身体をよりリラックスした状態にすることができます．しかし，やりたいようにやるのでも全く構わないのです．なぜなら，瞑想を"正しく"行うことよりも**概念**の方が重要だからです．

　息を吐く時は，お腹に入れた風船がしぼむようなイメージでやってみましょう．唇から息が抜けていく時，唇の震えや感じる温度，その他どんなことでも息が出ていくことに関して注意を向けます．あなたの身体から息が出ていく"風"の音を出すことでやりやすくなるかもしれません．呼吸をより意図的にするのに役立ち，あなたが現在にとどまるためのより大きな錨になってくれます．

　どのくらいのスピードで呼吸をしているでしょう．ぜひ，もっとゆっくりとした呼吸を試してください．ゆっくりとした意図的な呼吸を身に着けることで，脳に送る酸素を調整することができます．私たちは，パニックになった時呼吸が早くなり，過呼吸になります．それは，私たちの脳が恐ろしいものに直面した時に戦ったり走って逃げるためにエネルギーを欲し，細切れの酸素を脳に送るためです．過呼吸になった時に紙袋を口に当てて呼吸をするよう言われるのはそのためです．そうすることで吐き出した二酸化炭素をもう一度吸い込むことになり，脳の酸素のバランスが取れ，リラックスします．瞑想の最中に呼吸のペースを整えることは，あなたの脳をよりリラックスした状態にすることができるのです．もちろんそれは気持ちよさを生みますが，実はそれが主たる目的ではありません．リラックスした状態の方が瞑想を練習しやすいので，身体をリラックスさせるに過ぎないのです．

　喫煙者がタバコを吸ってリラックスしているのを，不思議に感じたことはありませんか？ ニコチンへの依存性だけがその理由ではないのです．タバコを吸う時，呼吸は意図的でゆっくりになり，7分くらいはかかるでしょう．ですから，あなたも仕事中に休憩をする時は，外に出て煙草を吸うふりをして，どんな風に変化するか観察してみましょう（もちろんタバ

コは無しで！）。

　座って，瞑想をしてみようと意識した瞬間，大抵の場合すぐに強迫症がそれに気づき，あなたを捕まえようとします。居心地の悪い考えや感情，その他にも不快な考えが後から後から出てきて，瞑想することが難しくなるというのはよくあることです。不安やお腹の不快感，めまいや体中の無数のかゆみなどを感じ，気が散ってしまうでしょう。そういったことに目が向きそうになるということは，瞑想の妨げになります。

　マインドフルネスでは，それを妨げではなく，ただの経験であると考えることを**提案**しています。考えや気分，身体感覚はただ起きているだけのことなのです。気づいても，それについて考えないということを練習しましょう。それぞれのことに，無反応で反応するのです。「**よう，あんなこともこんなことも考えちゃってるんだな。別にいいさ。そんな考えがあっても気にしないよ。今は呼吸に注意を向けることにしているんだ**」

　簡単に思えても，なかなかうまくいかないものです。それで大丈夫です，何の問題もありません。なぜなら，私たちが練習しているのはアクセプタンスと"心を今にもってくること"なのですから。この瞑想が終わったらすぐに，強迫症の問題解決と対処に戻ってしまうでしょう。それでも，今から数分間は違うように振る舞うことができるのです。気にしないということをしてみましょう。

　1，2分呼吸を整え，何かがあなたの注意を引いたらいつでも瞑想を止め，また呼吸を整えることに戻ってくる，という練習もあります。これは，短い形の瞑想です。基本的には現在にとどまり，強迫症の餌に食いつかないでいることを練習しましょう。既にあなたは強迫観念でいっぱいになっているかもしれませんが，少なくとも数分間は心の負荷を軽くすることに努力したのです。明日，もう一度やってみましょう。やっている間，実際に5秒間強迫症の問題から離れ，安心を得ることができます。もしかしたら，次は7秒になるかもしれません。もしかしたら，そしてこちらの方が重要ですが，次は過去や未来についての強迫観念に気づき，しかしそこ

から現在に戻ってくることが早くなっているかもしれません。

漸進的筋弛緩瞑想法

　もっと瞑想を深めたいのなら，漸進的筋弛緩法を行いましょう。漸進的筋弛緩法は，1934年にEdmund Jacobsonによって考案され，その研究の中で，系統的に筋肉の緊張を開放していくことが不安などの心理的反応に拮抗するため，不安状態を軽減するのに効果的であることが示されました（McCallie, Blum, and Hood, 2006）。典型的には意識的に筋肉を緊張させたり緩ませたりすることで進められるのですが，このエクササイズでは，身体のどこかにこわばりを生み出してしまわないように，緩ませることの方に焦点づけています。

　これから行うエクササイズでは，呼吸のペースを一定に保ちながら，体の隅々に呼吸が**行き渡る**ことをイメージします。そして，体の隅々をスキャンし，緊張を取り除くSF映画に出てくるような未来の健康測定スキャナーをイメージします。

　まず，頭のてっぺんに天使の輪のようなものが浮かんでいることをイメージしましょう。そして，その輪に呼吸を送り込みながら，その輪が体の上から下へ向かうように押し下げていきます。望まない考えや気持ちがそれを邪魔するようならば，以前やったように，「**OK，あなたの存在に気がついているよ。だけど今はこれやらなきゃいけないんだ**」と，簡単に返事をしましょう。

　あなたの頭のてっぺんにこの輪をはっきりとイメージすることができたのなら，そこにゆっくりと心地よい呼吸を送り込みましょう。そして，息を吐くときに，その輪が頭皮，目，鼻，頬，唇を通過し，丁度，顎のところで止まるのをイメージしてください。そして，輪があなたの体を通過するときに，あなたの怒りや，緊張，強迫症の部分を取り除いていくことを想像しましょう。また，耳たぶや，まつ毛などにも出現してくる感覚に対しても，注意を研ぎ澄ませましょう。

イメージしている輪の周りが，まだそうでない他の部分よりもゆっくりとリラックスしていることに注意を向けましょう。うまくいかないときや，混乱したとき，もしくは瞑想に失敗したときには，ただただそれを素直に頷いて認め，呼吸に戻りましょう。

それでは続けて，輪に呼吸を送り込み，そして，息を吐くときに輪を下げていきましょう。首の筋肉と骨を通過させ，そして，肩へと続きます。首の一つ一つの腱がほぐれていくイメージです。必要に応じて，首を少し傾けてみてもよいでしょう。頭と首がほんの少しだけ軽く，他の体の部分とはちょっと違いがあることを意識してみましょう。

呼吸を送り込みながら，輪を徐々に肩や胸に押し下げていきましょう。そして，ちょうど肘のあたり，お腹のところで止めます。そして，肩が落ちて腕がだらりとなることを想像してみてください。あなたの胸の位置で日々絡まっている強迫症の結び目が，解れていくのを確認しましょう。輪を挟んで肘より上と肘より下が違った感じであることにも注意を向けましょう。

呼吸を送り込みながら，輪をさらに押し下げていきます。お腹から，腰，手首，手のひら，そして指先へと動かしていきます。上半身は下半身より，軽く，清らかな状態です。

そうこうしているうちに，強迫症がむずむずしてきます。強迫症は，このエクササイズがいつ終わってあなたが強迫観念の囚われに戻っていくのかを知りたがっています！　不愉快な考えや感じに対しては，ただ頷きます。あなたはすぐに強迫観念の元へと戻ってしまいたいでしょう。しかし今は，ちょっとそこから抜け出して，エクササイズを続けます。呼吸を輪に送り込みながら，膝まで下ろしていきます。

すねやふくらはぎに残っている緊張に意識を向けます。まるで，"不安の長靴"に足を入れているかのようです。最後に息を吸い込んで，吐き出し，輪を足首，足の先端まで押し下げ，つま先から抜きます。

最後に，ただ座って呼吸を数分間してください。あなたはいつでもこの

心のよりどころに戻ることができます。そして，目を開けましょう。

　あなたは，リラックスしていることに気づくでしょう。それは，瞑想のうれしい副産物なのです。しかし，重要なのは，あなたの強迫症に関係する事柄を変化させるという点で，これらのエクササイズが脳の力を強め，強迫観念から解放することを目的としているということです。思考が未解決のままであっても不確実性を受け入れます。今この瞬間にリアルに存在しているものにまで戻って，戻って，戻りましょう。

　ガイドがあってもなくても，あなたは自分の好む形で瞑想をすることができます。まずは，たった1分の時間を自分自身に使ってもらうことから始まります。強迫症を患っている多くの人にとって，瞑想はかなり不快なものです。なぜなら，湧き起こる思考を前にただ何もせず座ることが求められ，無視することもできないからです。その存在に気がつきつつも反応はしないという，強迫症を患っているときには不可能とさえ思えることをこなすのです。

今この瞬間の（in the moment）マインドフルネス

　瞑想が朝の腕立て伏せとするならば，一日を通じてのマインドフルネスの練習は建設現場で働くことに相当するでしょう。そこには持ち上げなければならないたくさんの重いものがあります。強迫症から解放されるための練習は，あなた自分自身の考えていることを判断，分析，解決する方向に導きます。それが何であれ，"今"に立ち戻ります。

　現実的なものへ注意を向けた瞬間に，どんな強迫的反芻が現れて来たとしても，それに代わってマインドフルネスを実践できるならば，とても有用です。ただ注意を逸らすわけではありません。むしろ，注意を向けることなのです。あなたの人生において，注意を払う価値のあるものを位置づけます。考えが浮かび上がってきたときに，それを認め，「こんにちは」

と伝え，何があろうと今この瞬間のリアルに立ち戻ります。オーディオブックを車で聞いたり，出かけたり，趣味も作りましょう。すべてのことをいい加減にこなしますが，時にはやり過ぎにも目をつぶって，いい加減をもいい加減にしておきましょう。

　時々，あなたは強迫観念から抜け出そうとして今この瞬間に注意を向けようとしても，どこに注意を向けていいのかよくわからないでしょう。このことが理解できてしまうならば，あなたがいかにあなたの心を"今"の状態から引き離すことに慣れてしまっているかということを示しています。生活をオートメーション化してしまって，食べている食物のちょっとした味の違いや，聞いている音楽の独特な複雑性，あるいは交通渋滞に出くわした時にそこで数限りない相互作用が発生している事実，さらにはこの本のページをめくる時に指先に起きてくる無数の身体的な感覚など，さまざまなものを日々忘れてしまっているのです。あなたが信じているものではなく，今この瞬間に注意を向けてみるべきものを下の空欄にリストアップしてみましょう。

_____

_____

_____

_____

_____

_____

第2章

マインドフルネスと認知療法

　強迫症治療のための認知行動療法においては，認知部分を強調することの効果について議論がありますが（Clark, 2005），自らの思考の意味や関連性をどのように評価するのかが，強迫症者にとって重大な問題であるということは，一般的には一致した意見です（Barreera and Norton, 2011）。言い換えれば，誘因となる思考に気を向けてしまうと，それらの思考の意味について考え出し，強迫行為へと至ることになってしまいます。

認知療法

　1950年代，セラピストのAaron Beckは，精神分析の過程で持ち上がってきたある特定の思考によって，強い感情反応が生じてくることに気がつきました。そこから，どのように思考が感情（気分）を引き起こし，どのように感情が行動に影響するかという考察がされました。この過程で，Beckは，経験から生まれてきた，間違っていたり，歪んでいたりする解釈が，その人の機能障害的な行動に関連しているということを基礎として，**認知療法**を発展させました（Weinrach, 1988）。特定の思考は，特定の反応と関連し，これらの思考の型が分かれば，反応が変わると考えられています。Beckは，これらの思考を"ホット・コグニション"（Bloch, 2004）と呼びました。ホット・コグニションは，"自動思考"とも呼ばれます。

Beckは，自動思考の概念を取り上げ，**認知の歪み**と呼ばれる一連の概念も発展させました。**誤解**，もしくは，**誤った信念**といった用語も，認知の歪みと同義として用いられます。認知の歪みは，思考に被せて，その解釈に影響を与えるレンズとして，しばしば理解されます。これらは，マインドフルネスから逸脱した，自動思考に陥るメカニズムです。ある思考が生じる際，単純に，思考**そのもの**として経験するのではなく，思考を歪ませ，よりやっかいな何かとして映すレンズを通してその思考を解釈するのです。

認知の歪みに挑戦する

　強迫症を取り除くためにマインドフルネスを使う場合には，歪んだ思考に立ち向かうことは**繊細な作業**となります。思考に立ち向かう際には，本質的に幾分か重要性を持っている思考に対してはある程度のレベルの注意を向ける必要があります。しかし，歪んだ思考パターンを疑問視しないままにしておくと，強迫行為をしなければならないという信念に結び付く，間違ったパターンを，心に繰り返させることになってしまいます。

　認知の歪みに気づくことができれば，それが強迫症の言語の一部だとわかるでしょう。認知の歪みを否定したり，分離することではありません。認知の歪みも，あなたの思考ですが，あなた自身を定義するものではありません。認知の歪みは，根拠ではなく恐怖に基づいた言語なのです。

　心が何をしているのかに気づくためにマインドフルネスを使うことで——**私は_____（歪みの名前）をしている**，と言うことで——同時にその事実をそのまま受け入れ，立ち向かっています。心が**ある種**の思考にはまっていると気づくことで，その思考を解き放ち，今この瞬間に戻るチャンスが広がります。思考が歪んでいると気づく力は，認知療法とマインドフルネスの共通点です。

　歪んだ考え方に挑戦する際，思考そのものではなく，歪みに挑戦してい

るのだと覚えておいてください．言い換えれば，汚れているという思考があるとしましょう．それは，あなたの思考です．ここで，自分はきれいだと確信しようとすることは，洗浄をする方向へ押し進むだけです．しかし，**汚いという思考があるから，洗わなくてはならない**という概念に挑戦するならば，強迫的でない選択をする自由が生まれてくるでしょう．そこで，恐怖がないと証明するのではなく，強迫行為をすることなく，恐怖と共にいられることを心に伝えることが目標になります．

マインドフルネスを認知療法に適用する最初の一歩は，認知の歪みに気づく練習をすることです．次の数ページでは，強迫症でよく見られる，間違った信念を見ていき，強迫行為なしにそれらに立ち向かう対策を考えてみたいと思います．強迫症の過程により特化するため，いくつかの信念は組み合わせたり，変更してみました．

● **0か100／白黒／絶対主義／二分思考**：物事を一方もしくはその逆からのみ見ることで，中間がないこと

問題

これまでのところ，この思考が，強迫症を語る際に，最も一般的な歪んだレンズです．映画には，良い人と悪い人がいて，物はきれいか汚い，純粋か邪悪，安全か危険，等々，私たちの住む世界は，白黒で判断できるように見えます．しかし，これは実際の世界ではありません．もちろん，真っ黒の炭や真っ白な卵の殻もありますが，黒か白で判断できるものなどありません．実際の生活には，いつでもグレーが含まれています．そこで，もしあなたが，**「公衆のドアノブに触ったから私は汚い」**と考えているとしたら，もともとは"きれい"だったのだと示唆し，強迫症に全権を委ねてしまっています．あなたは大体いつもきれいと汚いの間にいて，不快な公衆物を触った後は，せいぜい片手が前より少し汚くなった程度でしょう．

"悪い"思考だと思う考えが浮かぶと，自分は悪い人間だと思う自分に

気がつくかもしれません。しかし，それがどんなに"悪い"思考であったとしても，あなた自身が，一方の道徳性から反対側へ一瞬にしてひっくり返ってしまうようなことはないと，論理的に考える声があなたの内側のどこかにはあります。あなたが0か100かで考えてしまう，強迫症の思考は何ですか？

_____

_____

_____

_____

対抗手段

　もし，あなたの心があまりに白黒思考の場合，グレーの部分はどんなものでしょうか？ 100パーセント良くも悪くもないという事実を説明する客観的真実の言い方は何でしょう？ 通常，一方的な言い方をしてしまいます。例えば，夜出かけている間不安だった場合に，「**楽しむことが難しかった**」と言う代わりに，「**最悪な夜だった**」と考えるかもしれません。もしくは，自分の一言で誰かを傷つけてしまった時に，「**あんなふうに言ってしまった自分の選択にがっかりしている**」と言う代わりに，「**自分は最低の人間だ**」と考えるかもしれません。上の，0か100かの信念で書き出した例を見て，よりグレーな現実を反映して言い換えられるか考えてみましょう。まだ，正解を出すことを心配しなくても大丈夫です。これはあくまでも技術であり，他のどんな技術と同様に，磨きをかけられるまでは，うまくはいかないものです。自分の白黒の歪みに挑戦するために，どんな考えがありますか？

●**破局的思考／予測／結論への飛躍**：恐れている出来事が将来起こると考えてしまうこと

問題

　未来を予測することができるという最大の罠を仕掛けることができるので，強迫症は破局的思考をすることが大好きです。未来を予測することは不可能です。あなたはとても聡明で，推測に長けているかもしれませんが，超能力者ではありません。強迫症は，もし，強迫行為をしなければ，あなたはめちゃくちゃになるとか，誰かが傷つく，世界が終わる，あなたの最悪の恐怖が現実になるなどと唆すことでしょう！　その思考は，あなたが恐ろしい未来を考えているだけでなく，その未来に耐えられないという無能さも予測していると囁くかもしれません。あなたの強迫症は，どのような恐ろしい予測を立てますか？

第2章 マインドフルネスと認知療法

対抗手段

　もし，あなたの自動思考が，**〜だろう**とか，他の予測で始まるならば，常に，**未来は予測できない**という事実を認めることから始めましょう。さて，この事実を認めると，何と言えるでしょう？　おそらく次のようではないでしょうか。「**このことは起こるかもしれない，でも確実にはわからない。もし起こったら，それは大変。対応を考えなければいけない**」。これは，あなたの予測が完全に間違っているという意味ではありません。あなたが考える最悪の事態が起こる**かも**しれません。この文章にどきっとしても構いません。そのような考えを受け入れるのは難しいことですから。しかし，客観的な事実として，恐怖が現実になるかはわからないので，**わかっているように**行動することは，単に強迫症にとって有利になるだけです。壊滅的な恐怖が絶対に起こらないと確信しようとするよりも，未来はわからないし，予測の根拠もないと認めることです。そうしてみると，以前の破局的思考の例は，どのように言い換えられますか？

_____

_____

_____

● **誇大視**：物事を取り込んで，どんどん大事(おおごと)にしてしまうこと

問題

　健康に不安があると，しみはほくろに見えてきて，ほくろは癌の腫瘍に思えてきます。もし自分の"悪い"思考に気がついたら，考えられうる最悪の思考だと思ってしまいます。すべての風邪が恐ろしい病気に感じられ，大きな声はすべて暴力に思え，判断ミスは連邦犯罪に感じてしまいます。あなたが抱く，非常に恐ろしく感じるけれど，冷静に考えるとただ

「まぁね」と思うような思考は何ですか？

___

___

___

___

対抗手段

　もし，あなたが「モグラ塚で山を作っている」なら，それがモグラ塚だとただ認めてみてください。それは，安全を意味するわけではありません。あるがままを受け入れるということです。もし，強迫症が，「あの靴の赤いシミは病気に感染した血液だ」と言ったら，あなたは自分が知っていることは**「靴に赤いシミがあり，不快であること」**だけだとただ理解すればいいでしょう。繰り返しますが，強迫症の間違いを立証するわけではありません。その問題に向けられている注意を適正にしているだけです。あなたが書き出した例の中で，誇大視を客観的に言い換えるとしたら，どうなりますか？

___

___

___

___

●**過小評価，あるいは肯定を不適格と見なすこと**：故意に自分の恐怖は強迫症によるものだという証拠を否定し拒否すること

問題

　認知科学においては，以前から存在している信念を元に証拠を理解しようとするありふれた人的な間違いを，**確証バイアス**と呼んでいます（Nickerson, 1998）。この罠にかかってしまう主な要因は，信念に反する証拠を過小評価してしまうことです。誘発されると，自分の恐怖は真実であるという思考以外はすべてどこかに飛んでしまいます。あなたはこの世で最も献身的な父親かもしれませんが，泣いている子どもを揺するという考えが浮かんだ瞬間，虐待をする父親として，生涯に渡る死刑判決を自身に言い渡してしまうでしょう。強迫症が，テレビの美人女優に気を取られることが不貞だと言えば，不倫の機会はいくらでもあったのに行動に移さなかったことなどすべて忘れてしまうかもしれません。また，一日中頭の中で考えてきたことに反しているというだけで，賞賛を否定するし，賞賛を受け入れることが事実上不可能になってしまうかもしれません。イエスという答えを認め，目の前にある証拠が，**たぶん**大丈夫だと示唆していると受け入れることで，強迫症の発作を防ぐことができるでしょう。どのような時に，強迫観念に反する証拠を拒否しますか？

_____

_____

_____

対抗手段

　一つの経験が証明になるとは限りませんが，前提を疑うために利用することができます。性に関連した強迫症があるならば，ある種の人たちとの

関わりを過小評価するかもしれません。**私の経験では,「このような人たちといることを大抵選んでいるんだ」**と返すことで,過小評価の歪みに立ち向かうことができます。我々がどのように,志向そのものに言及することを意図的に避けているかを考えてみましょう。ここではただ,強迫症の思考の主張は経験的な証拠には支えられていないのだと言いたいのです。あなたの過小評価の歪みを疑う方法には何があるでしょう？

_____

_____

_____

_____

●**気分的理由付け**：気分を恐怖の信憑性の証拠として用いる
問題

　第1章で述べたように,気分は事実ではありません。もちろん,現実を理解するために気分を用います。強迫症は,その親指を"恐怖"のボタンにしっかりと置いているというだけのことです。そう感じるから,きっと真実なのだとつい考えてしまいます！　緊張しているので,目の前のパフォーマンスは最悪になるように感じます。危険と感じるので,ひどい攻撃を受けるかもと考えるかもしれません。**気分が高まる**という経験を,その気分が示唆しているかもしれない**意味**から切り離す必要があるので,気分的理由付けを疑うことは,認知療法とマインドフルネスの大事なポイントになります。危機感があなたを危険に晒すことはありません。恥ずかしさを感じたからと言って,その人の価値を下げるわけではありません。そう**感じる**から真実だと思うのはどんな時ですか？

対抗手段

 感じることと**行動**は，いつも100パーセント同期するわけではないと言い聞かせるだけで，「悪いことが起こるかもしれない」「イヤな感じがするから悪いことが起こったはずだ」などという思考を疑うことができます。ここで見られるマインドフルネスの要素は，気分は気分であると認めることです。強迫症は，「これらの気分に何か特別な**意味がある**に違いない」と主張します。あなたは，強迫症の是非ではなく，その**論理**を疑います。例えば，暴力に関する強迫観念のある人は，「**怒りで発狂しそうなので，誰かを傷つけてしまう**」と結論づけるでしょう。そこで，「**今怒っていて何が起こるかわからないけれど，大抵自分の怒りは人を傷つけたりしない**」と考えることで，先程の理由を疑うことができるでしょう。汚染強迫症の人が考える，「**汚いから洗わなければ**」は，「**汚い感じはするけれど，汚れがあるわけではない**」と言って疑うことができるでしょう。あなたの気分を事実とした間違った前提は，どのように疑うことができますか？

●**選択的抽出／集中砲火／トンネルビジョン**：自分の恐怖に関連することに対して，排他的あるいは過度に焦点を当てる

問題

　すべてが強迫症に関係しているように見えますが，そうとは限りません。**選択的抽出**では，すべての経験を強迫観念と結びつけて考えます。まるで，赤いレンズの眼鏡をかけて，雲のない青空を見上げて，紫だと宣言するようなものです。そう，紫に見えるかもしれませんが，空は紫でないと理解しています。強迫観念に関することは，なぜかより目につきやすく，至る所にあるように感じるようなものです。これは，失恋した後に，ラジオでたくさんのラブソングが流れているように感じるのと似たような現象です。ラブソングは以前からそこにあったのに，**環境から**ラブソングだけを選択的に引き出して，自分の思考と結びつけています。全体像ではなく，強迫観念にばかり気がつくとき，頭の中では何が起こっていますか？

_____

_____

_____

対抗手段

　強迫観念に関する悲観的な詳細を抽出し，大局を見失うことがあなたの心の問題ならば，大きな視点で見る機会を設けてみましょう。これは，物事を強迫観念と関連づける傾向があるという自分の思考パターンを認める，真にマインドフルネスな対抗手段と言えます。関連づけでは，それらの物事が，心の中以外で実際にどこかへつながっているわけではありません。「**強迫症のせいで，こういうことに気づきやすいけれど，強迫観念に**

関連しているというだけで，余計な注意を払う必要はないんだ」と言ってもいいでしょう。心が強迫観念に関連したことに集中していたら，どのように心に立ち向かってみますか？ あなたの言葉で書いてみましょう。

_____

_____

_____

● **"べき"思考／完璧主義／過剰支配**：決して曲げたり変更できない，強迫観念に関する厳格なルールを用いること

問題

　強迫症でない人たちは，「私ってそれに関しては，けっこう強迫的ね」といったようなことを時々言いますが，強迫症者にとっては，完璧主義のせいであまりにも大きな苦痛を味わっているので，配慮に欠けた発言と感じることでしょう。あなたの基準が高すぎるのではありません。基準の達成に近づくと，基準がまた上がってしまうのです！ 実際，完璧主義は，何か恐ろしいことが起こりそうだと永久に感じ続ける状態です。完璧であるものを変えようとすることは，自動的に完璧を壊してしまいます。このため，完璧というものは実際には存在しないので，我々が実際に求めているものではなく，幻想でしかありません。しかし，強迫症は"すべき"や"ねばならない"という言葉をさまざまに投げかけてくるので，強迫行為的反応には無力さを感じます。たとえゆっくりした日曜日の朝，朝食にドーナツを食べたいと思っても，自分自身に，「**いつも健康に気をつけるべきだ**」と言い聞かせているかもしれません。性や暴力に関する強迫観念がある場合は，そんなことを決して考えてはいけないと思って，考えてしまう自分を罰するでしょう。「**すべての会話の詳細を思い出せるべき**」と

か,「読んだ**すべての本のすべての言葉**を理解しなければならない」と感じるかもしれません。これでは疲弊してしまいます。"べき"思考になってしまうことや思考を過剰に支配しようとすることの問題の本質は,**あるがまま**をまったく受け入れられず,マインドフルネスを破壊してしまうことです。もし,何かが特定の状態であるべきだとしたら,偶然その状態ではない場合に受け入れられなくなってしまいます。それでは,マインドフルネスの余地がありません。あなたの強迫症の恐怖に対して課されている厳格なルールは何ですか?

_____

_____

_____

対抗手段

　もし強迫症が,「この考えを決して持ってはいけない」とか,「これやそれの強迫行為を**するべき**だ」と言ってきたら,その申し立ての厳しさを指摘することで対抗できるようになります。強迫症にマインドフルネスを投げかける機会を持ってみましょう。「私は,**強迫行為をしたいという衝動に気づいているけれど,"すべき"とか"ねばならない"ということはない。私は自分で選択ができるし,自分の選択に柔軟にもなれる**」。例えば,もし対称性に関する強迫観念がある場合,「今すぐこの本を並べなければならない」と考えるかもしれません。これに対し,「**私にはこの本を並べたい衝動があるけれど,そのままにすることで,強迫症に対抗できる**」と言うことができます。時には,"すべき"を「~**することは有効かもしれない**」という表現に置き換えることが役に立つかもしれません。置き換えた後で,"べき"思考がまだ理に適っているかどうか考えてみましょう。

一時の不安を和らげる他に，コンロを消したか確認するために家に戻ることは，**あなたのため**になりますか？ ほんの短時間強迫症を黙らせるためだけに，完璧を求めて仕事のプロジェクトをやり直して何時間も残業することは，**あなたのため**になりますか？ あなたの完璧主義の考えに対抗する考えは何でしょう？

_____

_____

_____

●**比較・対比**：他人の経験を見て，自分の経験を否定的にとらえること
問題

　一般的に，我々は，他人と比較・対比する社会的動物であるという事実を変えることはできません。比較することや対比することは問題ではありません。問題は，比較がとにかく重要で，そのことに関して何か**しなければならない**と考えてしまうことです。自分自身を強迫症でない人たちと比べて，彼らは気楽だと思うかもしれませんが，実際は，彼らもそれぞれに問題を抱えています。自分の体型をスーパーモデルと比べたり，知性を天才といわれる人と比べたり，宗教の信仰をその求道者と比べたりするかもしれませんが，結局，比較は歪んだ情報しか提供しません。自分と比較する対象は，異なる遺伝子を持ち，異なる幼少期を送り，異なる学校に通い，異なる仕事に就いています。兄弟でさえも，彼らの人生をあなたと共に成長したとしても，家族の中では，あなたと異なる経験をしています。このように，比較する相手は，**全く別の人**なのです。強迫症は，その人が，どういうわけかより良い選択をしたあなたの別バージョンであるように見せかけるかもしれません。しかし，一体どうしたらそんなことが起こ

るでしょう？　人生において，常に最善の選択をしたわけではないかもしれませんが，選択した瞬間には，最善でないとは考えていません。自分が持っているべきだった他人の持つ資質は何ですか？

_____

_____

_____

対抗手段

　歪みに対抗するためは，比較すること自体が行動，つまり自分が**していること**で，それに気づいてしまえば，比較することを拒否したり，放棄できるのだと認めることです。**同僚は自分より賢い**という考えがあったとすると，対抗としては「**自分を他人と比較する必要はないし，同僚のすべての長所と短所を知っているわけではない**」と言ってみてもいいでしょう。比較思考に対する他の対抗手段は，明らかなことをありのままに（マインドフルに）言ってみることです。例えば，「**あの人はばかげた強迫観念の相手をする必要が全くないんだ**」という思考には，「**他人は他人。何に困っているかなんてわからない**」と対抗できます。あなたの比較に対抗できる方法は何ですか？

_____

_____

_____

●**読心術と自己関係化**：他人の思考を理論化したり，彼らの行動を自分の強迫観念のせいにすること

問題

特に，自分が"直観的"だと思っている人は，他人が考えていることや，他人の行動原理がわかると思っているかもしれません。しかし，破局的思考と同様，これは，推測が得意だというだけのことです。他人の考えや行動原理は**わかりません**。不可能です。たとえ彼らがあなたに告白してくれたとしても，彼らが正直だと証明することはできません。このため，「**彼らは○○である**」と考えている思考が現れて来たときは，強迫症があなたを騙そうとしているのだと推測することができます。自己関係化の良い例は，誰かが突然会話を止めるときでしょう。あなたは，その人が会話を止めたのは，あなたが何かその人の気に障ることを言ったからに違いないと考えるかもしれません。実際は，おなかの調子が悪かったり，彼女自身の侵入思考に恥ずかしくなったからかもしれません！ 性的な強迫観念がある場合，誰かが笑顔を向けるのは，自分に気があることを伝えたいからだと思うかもしれません。加害強迫症では，お皿を片づけた人は，あなたをナイフから遠ざけようとしているのだと考えるかもしれません。他の人が考えたり行動したりすることへのあなたの不安があなたに強迫行為をするように仕向けてくる時，心の中でどんな言葉が流れていますか？

_____

_____

_____

_____

対抗手段

　もし，他の人が何を考えているのかとか，なぜそんなことをするのかとかいったことに囚われていた場合は，**「人の心は読めないから，なぜ人がそんなことをするのかなんてわからない」**と言って対抗してみましょう。さらにその上で，誰かが考えている**かもしれない**とするあなたの理論を正しいとするだけの根拠を持っているのか，あるいは強迫による策略なだけなのか，自分に問い正してみましょう。誰かの行動を自己関係化している場合，たぶんその人は，**「私の強迫観念のせいで，そう言ったように感じたけれど，言わなかったかもしれない。今すぐにしなくてはいけないことはないはず」**と認識することができます。読心術や自己関係化の思い込みに対抗する方法を，自分の言葉で書いてみましょう。

_____

_____

_____

_____

●**過剰な責任感**：自分一人に大惨事を防ぐ責任があると考えること
問題

　強迫症は，あらゆる過剰演出や論理のすり替えを使って，惨事を防ぐことはあなたにしかできず，もしその責任を果たさなければ，あなたは悪者であると考えるように仕向けてくるでしょう。過剰な責任感の強迫観念に陥ると，自分が使った後に来る人のために，過剰に除染したりします。強迫症が，運転手が注意を逸らしたために起こる事故のことをあなたの責任だと言うので，硬貨やガムの包み等を道の真ん中から移動させなければな

らないと感じるかもしれません！ 自身の強迫症を綴った*Rewind, Replay, Repeat*ⓐの中で，筆者のJeff Bell（2007）は，工事現場に残された交通規制コーンが事故の誘因とならないよう，痛ましいほどに莫大な時間を費やしたことを述べています。強迫行為を引き起こす，不可能とも思えるほどの責任性をあなたが有しているといつ気づくでしょうか？

対抗手段

　誰かが既にやったとしても，あなたがしないと恐ろしいことが起こるかもしれないので，強迫症は，あなたが職場のコーヒーメーカーを確認しなければならないと言うかもしれません。あなたが無責任で自己中心的な人ではなく，良い人であることが重要だと強迫症は言います。「**罪悪感を避けるために強迫的に確認することと，良い人であるということとは，イコールではありません。私はリスクを取ってすべての物事にいつも責任を持つことはできないということを受け入れます**」と言うことで，立ち向かうことができます。いつも100パーセント責任を持たなくてはならないという考えの背景にある価値観に抵抗できます。また，過剰な責任感の思考に基づいて実行しないと起こりうるさまざまな結果があることと，でもそのすべてが悪い結果かどうかはわからないことを，認めることもできます。あなたの心が過剰な責任感を持つ場合，どんな抵抗の仕方がありますか？

_____

_____

_____

_____

●**魔術的考え，あるいは迷信的考え／思考－行動の融合**：考えたことが現実の行動や出来事になるという考えや，ただ単に考えただけのことが実際の出来事と同じだという考えを，信じること

問題

　魔術的考えは，強迫症の人たちの精神構造，特に確認強迫に関して，大きな役割を果たします（Einstein and Menzies, 2004）。この本を読み進めていくうちに，既に何回か，不快に思うことを書き出すように促されて来ましたよね。書き出すこと，つまり，**意図的に考えることで**，それらが現実になるのではないかと考えているかもしれません。でもどうやって？　そんなの魔法です。この本に書かれている，心を乱す事柄を読んで，もうその言葉を見てしまったので，それは自分だけに向けられているとか，何か恐ろしいことを引き起こすと恐れているかもしれません。でもどうやって？　そんなの魔法です。魔術的考えは，さもなければ馬鹿げていると思っているようなことでも，心を騙して信じこませます。「正しいことをしてあなたの恐れることが起きてしまうくらいなら，間違ったことをしてでも何も起きない方がいいでしょ」とか「もしあなたに魔法の力があったとしても，あなたは恐れていることに立ち向かって耐えることはできないわよ」とか囁いてきたりして，魔術的考えはあなたを騙してきます。思考を行動と融合させることは，根源的には，重要性を自分が持たない思考のせいにします。そのため，マインドフルネスを使う能力が損なわれてしまいます。思考－行動の融合は，（悪いことを考えるのは，悪いことをするのと同義なので）倫理の問題や，（何か起こるかもしれないと考えることは，それがほとんど起こることと同義なので）可能性の問題として経験することになるでしょう（Berman et al., 2011）。あなたの強迫症の経験の中で，思考の存在が行動と等しかったと感じたことや，あるいは思考が出来事を引き起こしたと感じたことは，どのような時でしたか？

対抗手段

　頭の**中**の思考は，頭の**外**の出来事を引き起こすことができるという考えに囚われていると，思考-行動の融合へ抵抗するのはなかなか難しくなります。多くの人にとって，このような歪みは，「**魔法なんて馬鹿げているし，このことに確信を持つ必要もない**」と言うことで，簡単に抵抗できます。仮に頭の中の思考と行動の融合が壊れにくいように見える場合でも，その硬直性に抵抗することはできます。「**自分の思考がこれらの悪いことを引き起こす確信はない。強迫行為をしても確信を与えてはくれないのだから，良くなりたいのなら，リスクを取るべきだ**」。これは，過剰な分析を防ぐために，注意深く進みながら，強迫症の思考と証拠を判断する良い機会です。例えば，「**私は追突のことを考えてしまい，『妻は大丈夫だ』と自分に言い聞かせなかったから，妻が車の事故に巻き込まれるだろう**」という思考は，「**自分の思考が車の事故を引き起こす証拠はないんだ**」と言うことで抵抗できます。強迫症が誘発されたときに現れる魔術的思考に抵抗する方法は何ですか？

自動思考の記録	
誘因 何が苦痛・不快を引き起こすか？	自動思考 強迫症は，何を言っているか？

自動思考の記録

　認知療法で主に用いられる方法の一つ（Bennett-Levy, 2003）である**自動思考の記録**は，あなたがこれまでに使ったさまざまな対抗手段を練習するために用いられます。誘因となる状況を書き出し，強迫症に引き出される自動思考を突き止め，より客観的（つまりよりマインドフル）な立場へ移行することで，思考の記録は，強迫症の克服に役立ちます。

　伝統的な思考の記録は，しばしば，気分の記録や行動選択の結果など，他の有益な情報のための欄を含んでいます。我々は，誘因と自動思考，対抗手段のみの単純な記録を使いたいと思います。認知療法とマインドフルネスを強迫症への武器とする場合，歪んだ思考を素早く簡単に判断する必要があります。さもなければ，思考の確認に囚われ，思考に価値を見出し，マインドフルネスを無視した精神的な儀式に嵌ってしまいます。

対抗手段 歪んだ思考の代替は何か？

　思考の記録で歪んだ思考に抵抗する練習をすることで，心に強迫症が要求するのとは別の場所を与えます。例えば，あなたが汚いと思う人に触られたことが誘因になったとして，おそらく，汚染されたから洗わなくてはならないという自動思考が生じるでしょう。もし，この出来事を思考の記録につけ，歪んだ思考への抵抗を書き出すと（例えば，**手が汚いかはわからない。不快な感情に耐えられる**），心が向かう別の場所にあなたもいられることになります。次に誘発されたときには，同じ自動思考があるかもしれませんが，書き出して練習した別の思考にも気づくことができるでしょう。自動思考を掘り返していくのではなく，理性的で強迫症でない思考が生じてくるでしょう。

　自動思考の記録を認知療法の技術として使う際に覚えておくべき最も重要なことは，安心が目的ではないということです。目的は，強迫行為をせずに，誘因となる状況をマインドフルに受け入れることです。

第3章

マインドフルネスと行動療法

　パブロフや彼の有名な実験について聞いたことがあることと思います。犬は餌を目の前にすると本能的に唾液が出るわけですが，パブロフの実験では，犬にベルを鳴らして繰り返し餌をやっていると，やがてベルの音を聞いただけで，餌がなくても唾液が出るようになるということを述べています。この**学習された反応**は，**パブロフの条件付けもしくは，古典的条件づけ**として知られる過程です（Clark, 2004）。この過程で，犬の唾液反応は刺激（ベルの音）に**結びつけ**られました。同様に，強迫症では，不安な精神状態が，望まない思考と**結びつき**ます。犬が本能的にはベルの音に唾液を出さないように，人も生来的には思考への不安に対する本能的反応があるわけではありません。不本意ではありますが，強迫症の人たちはほとんどの人たちが無害と感じる思考に対して，不安反応をするように繰り返し（古典的条件付けによって）**学習**しています。

　条件付けの概念は，心理学者の B. F. Skinner によってさらに発展しました。Skinner は，我々は報酬と結果への反応として行動を変化させると，研究によって示しました（彼は，この過程を**オペラント条件付け**と呼びました）（Staddon and Cerutti, 2003）。強迫症の人たちは，苦痛を取り除くために，強迫行為をします。人は本来不快を軽減する行動は繰り返すので，強迫行為が苦痛を取り除くため，結果としてさらなる強迫行為を繰り返すことになります。これは，不安などの負の経験を取り除くので，**負の強化**と呼ばれます。

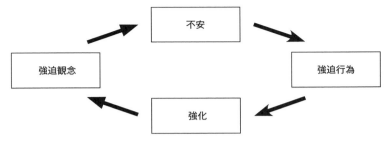

図3　強迫観念 – 強迫行為サイクル

　強迫行為が一時的に不安や不快の負の経験を取り除く一方で，強迫症はあなたを負の強化の輪に閉じ込めてしまいます。誘因となる思考が苦痛を引き起こし，苦痛を取り除くために強迫行為をし，それにより一時的な安堵はありますが，結局は強迫行為が"強化"されます。このため，不安が次にまた現れた時には，さらに強迫行為をするようになります。この一連を，**強迫観念 – 強迫行為サイクル**と呼びます。

　望まない思考に対する行動反応を変えようとする際，最初は非常に不快に思うかもしれません。しかし，次第に心は，**馴化**（慣れること）と呼ばれる過程を通して，新しいつながりに適応していきます。強迫行為や回避行動を止めることで，負の強化を止め，次第に望まない思考の存在に耐えられると学習していきます。その結果，かつては**誘因**となった思考が，そうではなくなっていきます。

　行動療法の世界での，脳，心，あなた自身の関係における共通認識としては，思考，気分，身体感覚は支配できないということがあります。あなたの仕事は，行動の選択です。強迫症である場合，理不尽で恐ろしく，脅迫的に感じる"自分の内側からの情報"（internal data）に直面するかもしれません。この情報の有無は，あなたにコントロールできません。**行動**をコントロールする時，あなたは，心にその経験をどのように枠づけるか教えています。

あなた自身は内面で起こることは決められない

　あなた自身は脳ではありません。脳は，臓器であり，その機能の一つは，思考を生み出すことです。あなた自身は，思考を掘り起こすことはできるかもしれませんが，それは思慮深さを示すものであって，あなた自身が思考を生み出したわけではありません。あなた自身は，脳のスープの中から，思考を**集めた**だけなのです。どんな思考が偶然起こり，心のレーダーにどんな思考が掛かるのかはわかりません。決めつけたり，抑圧しようとすることで，思考をコントロールしようとすれば，強迫行為をしていることになります。あなたが決められるのは，思考を基に何を**する**かであり，どんな思考が生じるかではありません。

　気分についても同じことです。時には幸せに感じますが，それは，何か特別なものがあるからではありません。ただ幸せなのです。時には怖くなりますが，それも，必ずしも何か重要なことに関連しているわけではありません。気分をよりよく安定させ，整えることはできますか？　もちろん。気分と行動を決定することとを分けることはできますか？　もちろん。しかしもし，気分をコントロールすることが常に簡単ならば，我々は皆いつでも幸せにいられるはずです。

　身体感覚，欲望，衝動――身体から得られるこれらのほんの少しの情報――も，したいままに現れてきます。それらが生活にどう影響するかは，あなた自身がそれらにどう反応するかにかかってきます。歪んだ思考や強迫行為へ反応すれば，単純にそれらの存在が生活の中で強調されていきます。

　我々が完全にコントロールできるのは，自分の行動のみです。これは常に100％真実です。強迫症に苦しんでいると，このことはなかなか受け入れ難いです。多くの場合，生きていくためにはそうしなければならないと信じているので，物事を几帳面に行うことでしょう。しかし結局は，強迫

行為も行動選択――とても難しい，苦痛を伴う選択――なのです。

行動を変えると，思考と気分もついてくる

　例えば，蜘蛛は致命的だという思考があり，危険の気分が付随していると，論理的かつ理性的行動としては，何をおいても蜘蛛を避けることでしょう。もし，蜘蛛や蜘蛛を連想するもののそばにいる理由が全くなければ，この回避行動は思考と気分とよく合うでしょう。しかし，もし，蜘蛛に関する思考や気分を取り除きたい事情があるとすると，行動を変えない限り，あまり変化は見られないでしょう。例えば，蜘蛛を飼っている人と恋に落ちたとします。恋人のそばにいたくても，悲惨な死を迎えると考える引き金となる蜘蛛もそこにいます。そこで，あなたはセラピストのところに行き，あなたの蜘蛛に関する思考と気分を取り除くように頼むでしょう。それではうまくいきません。

　よい認知行動療法のセラピストは，思考と気分が自然とあなたの望む方向へ向かうように，**どのように行動を変えるべきか**を示してくれるでしょう。つまり，蜘蛛があなたを殺しに来るという思考や危険だという気分が生じる**前に**，蜘蛛は耐えられるものだとして行動する計画を実行する必要があるでしょう。蜘蛛の絵を見ることのように，簡単なことから始められます。最初は，思考や気分が「**無理！**」とメッセージを送るかもしれませんが，次第に馴化が進み，思考や気分は「**蜘蛛の絵はそんなに大したことはない**」と思い始めるでしょう。

　初めのうちは，行動と思考・気分が対極の位置にあることに，かなりの苦痛を感じます。多くの場合，思考が最初に行動に沿うようになります。これが行動療法のもっとも魅力的なところです。回避をしないで，蜘蛛に怖くないふりをすると，同時に「**あぁ蜘蛛は好きじゃないけれど，たぶん今日悲惨に死ぬことはないだろう**」と考えます。しかし**気分**は頑固で，まだ行動や思考に追いついておらず，危険だと伝えます。気分は，蜘蛛を回

避するように懇願してきます。あなたは，マインドフルネスを使って，気分に囚われずに，行動を遂行し，気分が理解をするまで，その行動を続けます。心拍数の増加といった身体感覚の変化が落ち着くにも，少し時間がかかるでしょう。しかし，次第に，さらに高いレベルの受容行動へと移行し，思考や気分は最も適切な状態に導かれていきます。これが"段階的な曝露反応妨害法"といわれる手法で，強迫症治療の核となる部分です。

曝露反応妨害法

曝露反応妨害法（ERP）とは，「強迫行為を自制し，強迫的な恐怖を引き起こす状況への，体系的な，繰り返しの，長期的曝露」となります（Abramowitz, 2006）。言い換えれば，意図的に自らの恐怖へ，文字通り物理的に（例えば不快に思うものに触れること），あるいは思索的に（例えば，恐怖の状況を想像すること）直面し，強迫行為反応に抵抗する練習をしていくことです。

曝露反応妨害法は，恐怖の対象に関する間違った情報にうまく対処するためには何が必要かを，心へ示していくものです。何かに強迫的になることを止めたければ，それが重要であると思考や気分が反応してしまうことを止めなければなりません。しかし，そうするためには練習が必要です。恐れるもの（実際の物事かもしれないし，思考や気分だけかもしれません）に**曝露**し，中和，抑圧といった強迫行為の自動**反応**を**防がなければな**りません。つまり，脳が提示するものを取り消していくのです。

実生活曝露

マインドフルネスとは曝露です。思考が生まれた時に，その思考をあるがまま受け入れ，強迫行為をしないままでいると，起こっていることに曝露されるのです。恐ろしい思考だとまるで気にしないかのように，思考の意味を確かめようともせず，恐ろしい思考をそのままにしたときに，何が

起こるかに曝露してみるのです。恐怖の気分と気分に行動を支配させないことに対する曝露です。おそらく，特定の思考——それが汚染，危害，人間関係，性志向やその他のことであっても——との絶え間ない戦いは，起きている間中のすべての時間を消費していきます。あなたの生活におけるこの強迫観念の役割を変えていかなければなりません。

　カメラのレンズが光に曝露するように，曝露とは何かに対して自分を開いていくことです。反応妨害とは，曝露に関連してあることが起きるのを止めることです。端的に言えば，曝露反応妨害法によって為そうとしていることは，リング上で恐怖に対峙した際に，常に逃げ続けるのではなく，少しの時間とどまってみることです。

　あなたの心は，強迫観念は強迫行為につながらなくてはならないと学習してしまっています。心はあなたの行動を観察し，注意深く判断をしています。もしあなた自身が，強迫行為を**しなくても**，恐怖に対面できると心に示すことができたなら，心は「強迫行為は一つの**選択**である」と認めざるを得ません。そうなれば，強迫観念はそれまで思われていたような無条件に重要なものではなくなります。**それ**が真実となれば，強迫観念は反応すべきものではなく，強迫行為は放っておけばいいことになるのです。

　不快で，危険で，馬鹿げたことをいっぺんに実施するよう人々が強いられているような曝露反応妨害法の様子を，メディアで見たことがあるかもしれませんが，これは曝露反応妨害法ではありません。曝露には確かに限界を超えていくことが求められていますが，セラピストが泳ぐように叫ぶ中，プールの深いところに突き落とされて泳ぎを覚えることではありません。ここでは，脳の力を鍛えています。体の筋肉を鍛える場合，200ポンドのバーベルから始めることはないでしょう。突然に限界以上を求められたら，そのジムにはもう行かないでしょう。さらに曝露反応妨害法では，意味のないことをして無駄な時間を使うこともありません。そのジムでは2ポンドのダンベルを使うかもしれませんが，それだけで立派な二の腕が手に入ると騙してはいけません。挑戦的ではあっても達成可能なレベルか

ら始め，それが挑戦的でなくなるまで続け，そして重りを上げていきます。

強迫の階層

　曝露反応妨害法の最初の第一歩は，何に曝露するか知ることからです。曝露する対象と防ぎたい反応のリストが必要でしょう。どのようなものがよくリストに挙がるのか実例を知りたい場合は，本書の第Ⅱ部の特別な強迫観念の項目を参照してください。リストに書く順番は，気にしないでください。それは，次の項目です。以下を読んで，次の空欄にあなたのリストを書いてみましょう。

1. あなたが行っている強迫行為をリストアップしましょう。これは，自分が大丈夫と感じるために行う行動や心の中の儀式も含みます。加えて，強迫症のせいで過剰に行っている日々の行動や，強迫観念に関連して保証を求める方法（例えば，自分の強迫観念について他者に尋ねる，思考を告白する，強迫観念に関するウェブサイトを見る，など）も含みます。

2. 強迫観念のせいで回避しているものを挙げてみましょう。しばしば近くに存在するので，意識的に避けているものかもしれません（例えば，ナイフや猫，車，など）。あるいは，めったに出会わないために回避することは稀ですが，それに出会うと考えるだけで回避衝動が誘発されてしまうものかもしれません（例えば，自分とは異なる性志向のポルノ，怖い映画，など）。

さて，リストに挙げたものを一つずつ見て，誘因を目の前にして強迫行為をしないとしたらどうなるか考えてみましょう。どのくらい大変ですか？　どのくらい不快に感じますか？　もし役立つなら，数値化してみましょう。正確性は気にしないでください。曝露反応妨害法を経験する中で，難易度は気分とともに変わって，何度も上がったり下がったりするでしょう。さあ，以下の空欄に，簡単なものから難しいものの順にリストを書き直してみましょう。

_____

_____

_____

_____

_____

_____

_____

_____

これは，あなたが対峙するものです。これらは，強迫観念を克服するために，あなたの生活から排除されるべきものです。それぞれ一つずつ対応していきます。意志の力で，強迫症の脳に，あなたは思考の奴隷ではないと示します。

　一般的に，曝露の対象はそれがイメージでも物理的な物でも，ただの**もの**だと覚えておきましょう。思っているより，怖くないかもしれません。それよりも，そのものの近くにいるときに，どれだけ嫌な**気分**になるかを恐れています。効果的な曝露のためには，回避に費やす感情を生み出す必要があります。あなたは，この感情の生成に関わる必要があります。もし，誘因があっても，このような苦痛を感じなかったならば，誘因を回避することが有用だとは思わないでしょう。

　場合によっては，（怖い映画や銃のように）以前恐れていたことの熱烈な愛好家になるかもしれませんが，曝露の対象を楽しむことが目標ではありません。実際の目標は，マインドフルネスそのものです。自動的な反応から自由になることです。精神が，誘因を**もの・こと**として見る余裕をつくることです。反復によって，森羅万象すべてのものは，元の場所に落ち着いていきます。今日は，公衆トイレのドアノブが**放射性の大腸菌繁殖工場**かもしれませんが，繰り返し接触することで，ただのドアノブに戻ります。ドアノブに付いているものは不確かなままですが，不確かさへの耐性がつくことで，それが可能になります。このように，曝露反応妨害法によって為そうとしていることは，可能性を恐れることではなく，マインドフルになって，物事をそのままに見ることです。

　さて，基本的な階層がわかったところで，各強迫行為を曝露課題として見直してみましょう。自分のリストの最初から始めましょう。あなたが，お手洗いの後，強迫行為的に5回手を洗うとしましょう。もし，強迫行為に抵抗した場合，何が起こる可能性があるかという恐怖に対峙する方法はいくつもあります。手洗いの回数を5回から4回に減らすのも一つですし，石鹸の量や各手洗いの長さや頻度を減らすこともできます。

もし，あなたの強迫行為が，暴力的な描写・画像に誘発されることを避けることだとしたら，耐えられる範囲の暴力描写・画像を考えてみましょう。地域のニュースを見たり，怖い映画の予告を見たりすることが考えられます。あなたのリストの各項目の隣に，曝露のアイデアを書き込んでみましょう。現実的でなくても気にしないでください。どれも実行しないかもしれないし，すべて実行するかもしれません。一つ試してみて，思っていたよりも大変だと感じ，別の簡単なものに戻るかもしれません。あなたの行動や治療は，あなた自身でコントロールしています。

　たった今，あなたは，強迫症の克服が，実際何を意味するのか知るために，窓を開けて，光を取り入れたところです。もし，今はまだ対峙するのがつらければ，本書の第Ⅱ部であなたの強迫観念についてさらに読んでから戻ってきましょう。以下の空欄を使って，あなたの誘因に直接曝露する方法を書き出してみましょう。衝動に抵抗する練習のために，強迫行為を実行する際に何が感情や衝動を生み出すのか考えてみましょう。

_____

_____

_____

_____

_____

_____

イメージ曝露 (想像上の曝露)

「もし，恐怖の対象が自分や社会にとって受け入れられない行動だったら？ 誰かを傷つけたり，自分自身を永遠に変えてしまうような曝露はできない！」と思っているかもしれません。

考えに対する曝露反応妨害法では，創造的になる必要があります。強迫症で，マインドフルネスが重要な役割を担うのはここです。精神内で曝露する場合，恐怖へつながる地図が必要です。そして，**想像上の曝露**と呼ばれる過程を通して，地図を辿っていきます。想像上の曝露は，**脚本化**（Scripting）とも呼ばれています。あなた自身で，強迫症の恐怖が実際に起こるかのように描写する物語や脚本を書くのでこう呼ばれています。想像上の曝露の脚本では，何が不快感を引き起こすかを書きます。回避ではなく，最悪の事態と直面する練習をします。各文で不快値を上げ，そこで耐える練習をします。

マインドフルネスの核は，これらが頭の中の思考だと認めることです。強迫行為的に頭の中の思考を否定したり，回避したりするのではなく，想像上の曝露の脚本では，拡声器で大音量にしてみます。望まない思考が，頭の中を通り抜ける電車のようなものだとしたら，想像上の曝露は，それを引き出す方法です。強迫行為は，苦痛を増幅させるだけの，電車を止めるには無駄な方法です。

想像上の脚本は，通常，何か間違ったことをしたとか，何か受け入れがたい状態になっている，耐えられない行動にこれから関わるといった，簡

単な告白から始まります。

　以下は，一般的な例です。

「私は，この強迫観念について永遠に考えるだろう」
「私は，こんな人間だ」
「私は受け入れられない行動を実行するだろう」
「恐ろしいことをしてしまった」

　ここで，自分が何を恐れているか抜き出し，それが事実であると言ってみましょう。あなたが強迫行為的に自分に言い聞かせている犯罪は，どれも事実ではありません。ここに書き出してみましょう。この単純な練習が，非常に誘発的であっても（強迫症状のトリガーになっても）驚かないでください。また，これらの言葉を書き出す準備がまだできていないと思っても，自分を責めないでください。

　今，この練習が曝露だと意識して，自分の中に起こるどんな変化でも感じる努力をしてください。

_____

_____

_____

　もし，さらなる対抗手段に挑戦したければ，心のはずれにある，最悪なことを書き出してください。強迫症が，あなたが書いたものを分析し，処理したくて暴れるかもしれません。通常，強迫症が話し出すと，強迫行為に飛びついて黙らせます。ここでは，強迫症に話をさせ（これが曝露です），確認と回避に抵抗します（これが反応妨害です）。さあ，精神を心の

地平の次の恐怖まで進めましょう。恐怖が現実になった今，次は何をしなければならないでしょうか？

「もうこれを認めた，次は……」

_____

_____

　今，とても不快に感じているかもしれません。あなた特有の強迫観念については，第Ⅱ部で詳しく検証するので，ここでは，曝露の脚本に重きを置くつもりはありません。今は，あなたに必要な技術の青写真を見ています。このため，まだ真剣になり過ぎないでください。必要であれば休憩を取り，戻ってきてください。次に進む準備ができているならば，受け入れがたい行動を取ることについて書き出したと考えましょう。次は何が起こりますか？

_____

_____

　自分の恐怖を行動に移したと知ったら，どんな影響を受けますか？

_____

_____

他の人は，どんな影響を受けますか？ あなたの恐怖が周知された今，彼らは何をするでしょうか？

_____

_____

周りの反応に，あなたはどう対処しますか？

_____

_____

このことで，あなたはどのような人になるでしょう？

_____

_____

あなたがしたことで，どのように罰せられるでしょうか？ 文字通り？ 宗教的に？ 感情的に？

_____

_____

どの時点で，これ以上は無理だと思うでしょうか？

_____

_____

_____

それで何が起きるのでしょうか？

_____

_____

_____

　想像上の曝露の際には，強迫症があなたを無力にするのも厭わない心持ちが必要です。要するに，パンチの受け方を学ぶのです。強迫症との別の戦い方です。パンチをし合うことではありません。リングに上がって，強迫症に何度も何度も非難されます。しかし，次第に，強迫症が力を失って，苦痛を伴うかもしれませんが，実際に倒れることは決してありません。Pema Chödrön（1991, 105）は，新しい波それぞれの形にかかわらず，波に倒されても繰り返し立ち上がるというある先生の比喩を記述しています。「波は，ただ打ち寄せてきますが，あなたは毎回倒されます。あなたは立ち上がり，歩き続けます。しばらくすると，波が小さくなっているように感じられるでしょう」。最終的に，疲労で倒れるのは強迫症です。筋肉痛や精神的な疲労はあるかもしれませんが，最後に立っているのはあなたです。これは，マインドフルネスを支える現実のためです。思考はあな

たを殺せません。

　どんな曝露でも，学習が起こるためには反復が必要です。想像上の曝露の繰り返しには，2つの方法があります。一つは，毎日物語を書き直すことです。毎日20〜30分を使って，精神の怖い場所へ入り，強迫行為をせずに一生懸命考えます。恐怖を生み出す新しい方法が浮かぶたび，物語は毎日変化するかもしれませんが，基本的な形式に則って語られます。感情を動かし続けることが目標だと覚えておいてください。その感情は，個人の思考と同じくらい，あなたが回避しているものです。その感情は，過剰反応を止めるために経験しなければならないものです。

　もう一つの方法は，手強い脚本を一つ書いて，それを，不快感に慣れるまで何度か繰り返し続けて読むことです。または，脚本を録音し，毎日何度も聞いてもよいでしょう。想像上の曝露のこれらの方法の唯一の欠点は，脚本を繰り返し読んだり，聞いたりする際に，"ぼうっとする"傾向があるかもしれないということです。これでは逆効果です。脚本化が有効になるには，逆説的に，対象をよく考え，マインドフルに対象と共にいなければなりません。これが，曝露によって不快を生み出すものです。もし，精神的に横道へそれたら，同じ結果は得られないでしょう。

アクセプタンス・スクリプト

　もし，あなたが，曝露が生み出した精神状態に入る準備ができているなら，前回の活動で強迫症のかなり深いところまでたどり着いたことでしょう。もし，あなたが脚本に徐々に慣れたり，強迫行為に抵抗する特別な動機が必要と感じたら，「**アクセプタンス・スクリプト**」が使えます。このスクリプト（脚本）は，日々のアファメーション（肯定）のようなものですが，すべて大丈夫と確認強迫をすることではありません。つまり，強迫症を克服するために受け入れるべき事柄の記述です。多くの曝露脚本が「私は強迫症ではない。私はこれくらいの恐い問題がある！」と始まるの

に対し，アクセプタンス・スクリプトは，強迫症に対する，マインドフルネスの最も重要な要素から始まります。

「私は強迫症がある。強迫症なので，強迫観念と強迫行為に対処することを受け入れなければならない。
　私の主な強迫観念は（簡潔に，主な強迫観念を書き出しましょう）

＿＿＿＿＿＿＿＿＿＿＿＿＿＿＿＿＿＿＿＿＿＿＿＿＿＿＿＿＿＿＿＿＿＿＿

＿＿＿＿＿＿＿＿＿＿＿＿＿＿＿＿＿＿＿＿＿＿＿＿＿＿＿＿＿＿＿」

「私は，これらの強迫観念に強迫行為で反応します。私の強迫行為は（主な強迫行為をここに書き出しましょう）

＿＿＿＿＿＿＿＿＿＿＿＿＿＿＿＿＿＿＿＿＿＿＿＿＿＿＿＿＿＿＿＿＿＿＿

＿＿＿＿＿＿＿＿＿＿＿＿＿＿＿＿＿＿＿＿＿＿＿＿＿＿＿＿＿＿＿＿＿＿＿

＿＿＿＿＿＿＿＿＿＿＿＿＿＿＿＿＿＿＿＿＿＿＿＿＿＿＿＿＿＿＿」

「私の強迫観念に関して，決して確信を得られないかもしれないと受け入れなければならない。確かなことは，もし，強迫行為を続ければ，強迫症の奴隷で居続けるということだろう」

さて，あなたがやりたくても，強迫症が妨げていることをいくつか考えてみましょう。これは，公衆トイレを使うことから，恋人をつくることまでなんでもよいです。

「私は，

_____

_____

_____〜できるに値する」

　「私は，これらのことを始めたら，望まない思考や感情を受け入れなければならない。強迫症にこれ以上いじめはさせない。長く険しい道のりが待っているかもしれないけれど，私は価値のある人間で，幸せになるに値する」

　自分の強迫観念に関する不確かさの恐怖に対峙しているため，アクセプタンス・スクリプトは，行動の曝露の要素を含んでいますが，マインドフルで強迫行為的でない態度へとあなたを誘うことが本来の目的です。あなたを正しい方向へ導く簡潔なものとして，一日に1，2回アクセプタンス・スクリプトを読んでみましょう。

一般的な曝露

　一般的な曝露は，個々の訓練では使われませんが，恒常的な刺激として使われます。一般的な曝露の背景となる目的は，誘因が現れたときに，驚いたり，囚われたりしないように訓練することです。この方法では，効果的だと感じている強迫行為を実施することを不可能にして，逃げ場のない環境を作ります。

　一般的な曝露のよい方法は，コンピュータのデスクトップに強迫観念を想起する写真を貼っておくことかもしれません。ことわざ，言葉，数字等

を，付箋紙で家中に貼ることもできます。気になるようであれば，来客があった時には剥がして，帰ってから付け直しましょう。

強迫観念を想起する服を着てみましょう。強迫観念を思い起こさせる特定の場所を通勤に使ってみましょう。強迫観念を避けられないものにしましょう。これによって，強迫観念への抵抗を崩し，マインドフルに受け入れられるようになります。

もちろん，最初は不愉快に感じるでしょうが，次第に気にならなくなるでしょう。また別の合図・注意にまた誘発され，強迫行為をしたい欲求を感じても，我慢します。反応しないことに慣れたら，一般的な曝露はそれほど怖くなくなります。

今この瞬間のフラッディング法（溢れ出し法）

曝露反応妨害法のもう一つの技術に，思考の内容や感情の経験，身体感覚の強さを取り入れ，強調するものがあります。**思考のフラッディング**とは，思考の内容を取り出し，意図的に溢れ出させてみることです。これは，思考の背景にある考えに同意する体裁をとったり，さらに攻撃的な言葉を思考に加えたり，誘因への直接的な反応として，不安の不快感を増幅させようとしたりします。

曝露反応妨害法の訓練では，フラッディング法を，自分の反応を確認する手段としてではなく，恐怖に曝露する手段としてだけ使うことが重要です（第4章で強迫行為的フラッディングについて検討します）。フラッディング法は，二段階の強度で使われます。一段階目は，皮肉のフラッディングです。この方法では，内心，強迫症に対して，「**その通り，言うことはすべて正しい**」と反応します。内心，肩をすくめて目をぐるっと回して，「**まったく，私が鍵をかけ忘れたから，忍者が家に押し入って家族を殺してしまう。忍者め！**」

これらの台詞に加えて，"ヘッドライン（見出し）"と呼ばれる練習が，

ともすれば不愉快な強迫症の経験にユーモアを与えます。この練習では，恐怖の思考を取り出し，新聞の見出しのように書き倒します。例えば，放射能汚染に関する強迫観念は，次のようにヘッドライン（見出し）にできます。

> レントゲン機への不必要な曝露によって，第三の腕が背中から生えてきた住民：家族を困らせないように，別の方法は考えられなかったのか？

副題が，結論を示しています。ここで，ヘッドライン（見出し）に挑戦してみましょう。強迫症の不快な思考を取り出し，"ヘッドライン（見出し）"に溢れ出させてみましょう。

_____

_____

_____

_____

想像上の脚本の，短い内面の独白形式で，さらに強度の高いフラッディング法を使うことができます。思考は次のように始まるかもしれません，**「今ちょうど通過したスピード防止帯が本当は人だったら？」** フラッディング法の訓練では，次のように反応するでしょう，**「それは，ホームレスで，今轢いてしまった。道で血を流して死にかけてる。明日，目が覚めたら，ひき逃げの容疑で逮捕しに警察が家にくるだろう」**。あなたが，この瞬間，ここまで行けると感じているなら，次の空欄に，あなたの強迫観念

の短いフラッディングの脚本を書いてみましょう。自分がどう感じるか分析したり中和したくなる衝動に抵抗して，意図的に不快感を増幅させることを覚えておいてください。

_____

_____

_____

_____

　前の数章では，強迫行為がある強迫症への反応の問題に対処する異なる方法と，どのようにマインドフルネスと認知，行動の技術を用いるかを検討しました。次からは，存在するさまざまな強迫行為について扱い，それらを同定して抵抗することの複雑さについて考えてみたいと思います。

第4章

マインドフルネスと強迫行為

　強迫行為に抵抗することは，常に，マインドフルな行動だといえます。それは，あなたが心から受け取ったメッセージを，行動に移す必要のないものであると伝え返す方法の一つです。しかし，その性質上，強迫行為に抵抗することは非常に難しいです。強迫行為は，その瞬間，一時的に耐え難い苦痛を和らげますが，費やした時間分だけの結果しか得られないので，より中毒性を生むのです！　まるで，ハンドルを引き続けると，たまにジャラジャラとコインが落ちてくるスロットマシンのようです。しかし次の瞬間には，落ちてきたコインをマシンに投入しているのです。

よくある強迫行為

　強迫症を克服することは，強迫行為について理解し，抵抗することです。強迫行為を理解するとは，強迫症への反応として，あなたが何をしているのか注意を払うことであり，この自分のしていることに注意を払うことが，マインドフルネスな行動です。

　強迫行為は，目に見える行動の場合もありますが，目に見えない精神的な儀式の場合もあり，また，その中間もあり得ます。確認強迫を例にすると，誰かに確認を求める行動は，物理的な儀式と言えますが，自分の頭の中で何度も繰り返し確認することは，精神的な儀式と言えます。手洗い強迫は，物理的な強迫行為の典型であるとみられがちですが，実際に洗面台

に行くと決断するまでには，さまざまな精神的な確認や儀式が起こっているのです。強迫行為は，文字通りどんな形態にもなりえますが，我々が解き明かそうとしている強迫症では，次のような強迫行為的な反応がよく見られます。

●回避

　言ってみれば，すべての強迫行為は，不快な思考や感情から距離を置こうとする，ある種の回避行動です。ここでは，回避についてより詳細な仕組みと，文字通り，強迫症を引き起こす物事を避けようとする行動について見ていきましょう。何かを避けるとき，我々は，精神から脳へ，安全であるというメッセージを送っていると思っていますが，実は，脳は，反対の言語を使っています。脳は，思考や感情への反応として，あなたが精神と身体で何をすることを選んだかを判断基準にしているのです。そのため，何かを避けた場合，安全というメッセージではなく，ぎりぎりで免れた危険というメッセージが伝わるのです。コーヒーカップを避けたとすれば，コーヒーから離れて安全ではなく，コーヒーカップは危険と学習するのです。

　物理的な回避の場合，掃除用具や公衆トイレ等を使わないことで，考えられる感染を避けているかもしれません。もしくは，握手やドアノブを避けるかもしれません。しかし，そのどれもが，必ずしも安全を保証するものではありません。ただ，危険と思われるものを避けているに過ぎないのです。

　物理的な回避は，目を合わせないことや，外出を一切しないことまでさまざまに起こりますが，実際に強迫症マシンを加速させているのは，思考や感情の回避です。特定の思考や感情を避けようとすることで，強迫症に対抗する手段であるマインドフルネスな対応を，自ら妨げているのです。強迫症のせいで，不快に思ったり，汚染されていると思う物事や人，場所を避けるかもしれません。強迫症のせいで，運転や料理，運動，社交と

いった，恐怖を誘発する活動を避けるかもしれません。

あなたが強迫症のせいで行っている回避を書き出してみましょう。このリストを前章で書いたメモと照らし合わせ，階層化してみましょう。

_____

_____

_____

● **洗浄強迫**

人類史において，比較的最近のある時に，人は石鹸で皮膚をこすり，水で洗い流すことを始めました。この行動は，いくつかの問題を解決したはずですが，こと強迫症においては，洗浄強迫をする人たちの多くの苦痛の根源なのです。洗浄儀式の背景には，（受け入れがたい）**汚い**状態から，（不可欠な）**きれいな**状態への変化があります。

洗浄強迫は，しばしば汚染恐怖観念（菌や病気に触れたり，広めることへの恐怖）と関連していますが，ただ**何か違う**感じや，特定の汚染物の有無にかかわらず，気持ちの上で**きれいでない**感じがする恐怖への反応とも言えます。洗浄は，性的や暴力的な思考に対して，実際の洗浄行動によって，精神的に中和されたと感じるための，全く直接的でない儀式の場合もあります。また，"正しい"ところで洗浄儀式を終えるために繰り返し洗浄するような，対称と数字に関する場合もあります。

● **手洗い**

強迫的手洗いは，頻度と時間の長さ，またはその両方の問題です。さまざまな理由から，とても素早い，簡単な手洗いを，一日中何度もしないと気が済まない人もいれば，"正しい"感じを得るために，詳細な手順を踏

まなければならない人もいます。この場合，数時間かかることもあり，しばしば，対人関係の問題や，自尊心への激しいダメージ，時間の損失はもちろん，皮膚への重いダメージや感染を引き起こします。

練習

マインドフルネスの練習として，次に手を洗うとき，各手順に注意を払い，下の空欄に書き出してみましょう。強迫的手洗いがなくても，この練習を通して，毎日の儀式的行動に対する見方が変わるでしょう。

_____

_____

_____

洗浄強迫をしたことがある人は，どんな様子か思い出すことが難しく，強迫的ではなく洗う自分が想像できないかもしれません。そうだとしても，とてもよくあることなので，恥じることはありません。"普通に"洗おうとして，自分が**必要と考える**量に足りなくなるのが心配かもしれません。強迫症が，認知の歪みを利用して強迫行為を継続させようとすることを思い出してください。

我々の強迫症治療経験において，典型的な**強迫的ではない**手洗いは，一般的に，以下の枠組の中で行われます。

- 主に，次の場合にのみ手を洗う
    - 目に見えて汚れているとき（泥，絵具，血など）
    - トイレを使った後
    - 食事の前

- 手洗いは，石鹸から始める。前後の水洗いの儀式はない
- 手は，やけどや炎症を起こさない適温で洗う
- 液体ならば1〜2プッシュ程度の様に，適量の石鹸で洗う
- すすいでからは，手洗いを繰り返さない
- 石鹸が見えなくなるまですすぐ（訳者注：見えなくなったらやめる）
- 手洗いで数字を数えることはない
- 手洗いで皮膚をひっかくことはない
- 手洗いで手首を越えて洗うことはない
- 特定の指や爪に何か洗い流すべきもの（親指にペンのインクが付いたなど）がない限り，手洗い中，各指や爪へは特に注意を払わない
- 手洗いの前後に，蛇口を手で触る
- 手洗いにかかる時間は，生活の質を妨げたり損なったりしない

上に挙げたガイドラインは，難しいと思うかもしれませんが，強迫症がコントロールしている現状から，一晩で，ガイドライン通りにしなければならないとは思わないでください。少しずつ変わっていけばいいのです。本書の第2章では，いくつかの方法をご紹介しています。今は，なぜ特殊な様式で手を洗わないといけないと感じるのか，書き出してみましょう。

_____

_____

_____

●シャワー

強迫行動をする人たちにとって，シャワーは多大なストレスの元となり得ます。強迫症の人たちは，強迫症がきれいだと言う身体部位が，汚いと

いう身体部位に汚染されないように，常に手をきれいに保つためにかなりの時間を手洗いに費やします。スポンジやシャンプーボトル，石鹸そのものを洗う人もいるでしょう。数を数えたり，対称にしたりするのも，シャワーでよく見られます。自分の体の四分の一を良いと思うまで洗い，さらに同じことを特定数繰り返すのです。

> **練習**
>
> マインドフルネスの練習として，次にシャワーを浴びるとき，各手順に注意を払い，下の空欄に書き出してみましょう。本書の第Ⅱ部で課題に取り組む際，シャワー強迫の細分化に，このリストが使えます。
>
> _____
>
> _____
>
> _____

●身の回りの掃除

強迫症の人たちは，きれい好きで，きちんとしていると，よく誤解されます。強迫症のせいで，常にシミ一つない状態を保とうとする人たちがいる一方，強迫症が引き起こす強迫的なきれい好きが負担になるため，掃除を**避ける**人たちもいるのです。あなたの家にも，触れるにはあまりにも汚なすぎて（もしくは，触った後の洗浄が負担で）そのままになっているごみがあるかもしれません。または，感情的な理由で**触れてはいけない**とレッテルを貼られたさまざまな物があるかもしれません。きれいにするべき対象に触れずにきれいにすることは困難です。清掃用具に触れないとしたら，さらに困難です！

しかし，何事も順番通りにきちんとしなければならないという強迫傾向

のある人たちにとって，何が"違って"いて何を直さなければならないか常に確認する作業は，非常につらいものです。これは，清潔さにはほとんど関係なく，"正しい感じ"を得ることが目的でしょう。このため，掃除は，好ましくない思考や感情を避けるための，一つの方法と成りえます。

掃除は，この他の好ましくない思考や感情を避けるためにも使われます。例えば，強迫症の人が，宗教や暴力，性的な思考を止められない場合，そのような思考から気を紛らわすために，非常に徹底した清掃の儀式を行うかもしれません。これは，そのような思考を持ったことへの自己罰の一つでもあります。

強迫症を克服するために，片づけられない汚い人になる必要は**ありません**。しかし，散らかって汚いと感じることを敢えて行動してみたり，そのような経験に耐えようとする**意気込み**は必要です。もし清掃があなたの強迫行為であれば，見た目をよくする以上に行き過ぎた場合，何のために何を掃除するのか描写してみましょう。

_____

_____

_____

●確認

確認強迫は，ほとんど錯覚であるにもかかわらず，安全・安心感を強要する構造があります。通常，ドアに鍵をかけたり，コンロを消したりすると，用事を済ませたという感じとともに，その経験から離れます。「ドアは閉まっていると**思う**。コンロは消えていると**思う**」。この人には，強迫症はありません。彼の脳は，"終了；次の仕事"という感覚を精神に伝えています。確認儀式の強迫症のある人は，このメッセージを受け取りませ

ん。メッセージを待って，心の中を探しても見つからないので，仕事は終わっていないと結論づけます。そのため，自分の脳に終了の感覚——少なくとも，家を出るには十分な長さと引き返さない十分な距離——を焼きつけるまで，戻って確認することを，何度も何度も繰り返します。

このような，確認強迫の強迫症がある人は，脳の非言語記憶野に欠陥があり，終了したと言われるまで，終了したのか不確かな感覚があると言われています（Cha et al., 2008）。しかし，他の研究者は，自分の記憶への不信が確認衝動を引き起こしているのであり，記憶そのものの欠陥ではないと考えています（Moritz et al., 2006）。

脳は学習装置なので，確認行動を見て，終了感がない場合は，その感覚を引き起こすために反復行動を行うのだと学習します。そのため，脳は，終了感をつくる努力を放棄し，役に立たなくなるのです。「**大丈夫，終わった。次にいこう**」と精神に伝える役割の脳の部分が鈍ってしまうのです。つまり，同じ効果を得るために，さらに確認儀式をしなければなりません。

確認行動をする人たちは，大抵，雷に打たれるより低い確率だとしても，大惨事を連想するものを確認します。例えば，コーヒーマシンを止めなかったせいで火事になるのではないかという恐怖から，コーヒーマシンが確実に止まっていることを確認するのです。コーヒーマシンの上のホットプレートが突然火を噴くことはないという事実も，強迫症によって妨害されてしまいます。そのため，強迫行為の終わりなき奴隷になってしまいます。確認すればするほど，用事を済ませる能力に対する不安が増し，さらに確認するのです。

確認は，そのものが確認されたかどうか，実際に物に触れたり，目で見たり，精神的に振り返ることを含みます。確認のためのマインドフルネスは，確認行為や確認しなかったという考え，あるべき様になっていないという感じがあることを認めることです。それらを認め，受け入れて，確認**するのではなく**，それでも先に進む選択が，強迫症の克服には重要です。

確認しなければと思うことは何ですか？

_____

_____

_____

確認すると決める前はどんな気持ちですか？

_____

_____

_____

● **精神的な確認**

　これは単に，コンロの火が消えているかどうか確認に戻るということだけではありません。確認に戻るという行為は，しばしば，（文字通り，もしくは比喩的に）確認しないとコンロが火を噴くという不必要な思考が引き起こす不快感を中和するための最後の足掻きなのです。つまり，数々の精神的な確認が最初に行われているはずです。「**終わった？**」と自問自答している時はいつでも，精神的な儀式を行っているのです。精神に確認を取ることは，終了かどうか知る助けにはなりません。精神は，新しい情報がないのですから。

　精神的な確認は，感情や身体感覚にもよく見られます。汚染恐怖の強迫症の場合，きれいになったと**感じる**かどうか，精神的に確認するでしょう。暴力や性的思考，倫理に関する強迫観念がある場合は，ある出来事に

対して抱いた感情が適切かどうか，繰り返し確認するでしょう。物理的な確認と同様，精神的な確認も大抵短時間ですが，繰り返し同じ場面に戻ってしまいます。時間に間に合っているか時計を確認するように，思考や感情があるべきところに収まっているかどうか，強迫的に**精神的な**確認をします。

以下は，強迫症の人たちがよく精神的に確認する事柄です。

・感情が出来事に対して適切かどうか
・鍵のかかったドアや消えた電気のスイッチ等のイメージ
・性的な強迫観念が起こった際の陰部の感覚
・信念や意見が正当かどうか

あなたは，どんな事柄を精神的に確認しますか？

_____

_____

_____

●精神的レビュー

「私，何て言った？ あの人たちは何が言いたかったんだろう？ その時，私はどこにいた？ どんな気持ちだった？ 私に何ができただろう？」これらの質問は，強迫症でよく見られますが，想像上の過去を掘り起こすので，マインドフルネスを駆使して答えなければなりません。精神的な確認が，物事が強迫症がそうあるべきと言う状態にあるかを見るのに対し，**精神的レビュー**は，それらを精査・分析します。

この強迫行為は，反芻とも呼ばれます。牛などの動物は，食物を消化す

る際，咀嚼し，飲み込んで，少量を消化した後，吐き戻して，再度咀嚼して完全に消化します。この吐き戻しが"反芻"です。強迫症が消化不良の思考や感情を繰り返して，さらに消化しようとする過程を表すのに適切です。

　精神的レビューは，手放すことを目的として，過去を精査することです。精神的には，同じ場面を何度も調べるのと同様なので，"テープの巻き戻し"とも言われています。強迫症の人たちは，(関わりや会話，発言等)出来事を巻き戻すことで，問題が解決し，不快な思考や感情が軽減させると考えています。これは，強迫行為です。残念ながら，他の強迫行為と同様，精神的レビューも問題を解決する効果は期待できません。解決の糸口となる"なるほど"という瞬間がないのです。強迫観念の解決に近づいたと思うと，強迫症は"解決"を定義する基準を上げるのです。

　この強迫行為の複雑な点は，記憶を呼び戻すことが，その記憶を根本的に歪ませることです。経験は，現在の時点で，すべての思考や感情，身体感覚と共に起こっています。経験を振り返る時，過去の経験は，今現在の時点から回想されます。つまり，その過去の一つの解釈でしかなく，実際の過去の経験ではないのです。強迫症は，何が起こったか，秘密の確信に近づこうとする絶望的な試みとして調査を繰り返させ，これを利用します。しかし，この確信を得ることは不可能です。そんなものは存在しません。頭の中を繰り返し掘り起こすことは，何が起きたのかという真実から，さらに遠ざかっていく感覚を引き起こすだけです。以下は，強迫症でよく振り返られる出来事です。

・会話
・運転経路
・思考の流れ
・読み物
・特定の出来事

あなたが精神的レビューをしていると気づくのは、どんな時ですか？

_____

_____

●シナリオ歪曲

シナリオ歪曲（**理論化や仮説化**とも呼ばれます）の精神的な儀式は、初めに実際に**起こった**出来事を回想し、それから、**起こったかもしれないが起こらなかった**要素を仮説的に加える、振り返りと確認の組み合わせです。この強迫行為のある人は、もし、恐れていたシナリオが**起こった場合**、どのように対応**するべき**か分析を始めます。この儀式は、自分の倫理規範に確信を得るために、恐れている仮説的なシナリオに、いかに適切に対応するか見定めることを目的としています。

すべては強迫症による仮説ですが、あなたは精神規範を鍛える正しいトレーニングだと**感じる**ので、大抵の場合、何をして何をしないのか不確かな感覚が結果として残ります。強迫症は、これを、あなたが倫理的に欠陥があり、強迫観念は深刻に受け止めるべき警報であることの証拠として使います。

頭の中でシナリオを再生し、何かに対してより確かな感覚を得るために何をするか考えたりしますか？ あなたの過程を描写してみましょう。

_____

_____

_____

●精神的リハーサル

　精神的レビューが過去の再生なのに対し，**精神的リハーサル**，もしくは，**逆反芻**は，災難の可能性を確かめるために，創造した未来像を再生します。現在の時点から始まり，起きる可能性のあった出来事を振り返るシナリオ歪曲と異なり，逆反芻の対象は，予定されている公演や，出会い，面接，その他，ひどく失敗するかもしれない未来の出来事等，すべて未来で起こります。

　これは，しばしば，単に**準備**することと混同されがちですが，準備というより，何か起きる**かもしれない**という不安から逃れるために，まだ起こっていない何かを，強迫的に何度も確かめることと言えます。デートや上司との面接の前に，考えられる会話を頭の中で繰り返すといった行為として見られます。強迫症でない人は，1，2回繰り返せば，自信が出てきますが，強迫症の場合，未来には，その時に克服するべき事柄が，いくらでもあると受け入れるより，自分が思った通りに事が進むという確信を求めてしまうでしょう。

　未来の出来事をリハーサルしていると気づくのは，どんな時ですか？

_____

_____

_____

●保証探し

　強迫症に苦しむ人は，保証探しが強迫行為だと気づかないことが多いです（Williams et al., 2011）。何か，特に非常に重要だと思う事柄，に疑いを持つと，セカンドオピニオンを取ることが理に適っています。しかし，

確認強迫のように，保証探しは頭の中のループを一瞬以上止めることができません。ただ，新しいループを作ります。一度，ある強迫観念に焦点を当てる方法を見つけると，強迫観念があるたびに同じ方法で焦点を当てなければならないと思うのです！　ほとんどの強迫行為は，さまざまな形態の承認要求です。洗うことで，自分は汚染されているかもしれないという不確かさを受け入れるより，自分はきれいだと自分自身を保証しようとしています。誰かに，自分の思考は普通か尋ねる場合，その思考を抱いても良いのだという保証を得ようとしています。

　承認要求の最も難しいところは，それ自体が二重構造であることです。誰かが，あなたが触れたもののせいでは病気にならないと承認したとして，あなたは，その人がその話題についてよく知っていることの承認を求めるでしょう。もし，その人が病気の原因の専門家だとの承認が受けられると，その人が，あなたを喜ばせるためではなく，真実を告げているという承認を求めます。さらに，質問に対してどのような返事がきても，さらに強迫症の行動をあおるだけです。もし，恐れていた返事が来た場合，不安が増し，すべて大丈夫というさらなる承認を求めます。安心できる答えの場合，尋ねたことのみ承認されるので，強迫観念が戻ってくるたびに必ず尋ねなくてはなりません。

　承認要求は，いくつかの異なる形態で見られます。

・誰かに強迫観念について尋ねる
・強迫観念について調べる
・告白（誰かに大丈夫だと言わせるために，自分が強迫観念を持っていると伝える）
・自己再保証（精神的レビューや他の儀式を通して，自分の恐怖は見つけられないと再確認する）

　家族やパートナーにとって，とても役に立つと思われるのは，承認契約

書の作成です。端的に言えば，強迫症の人が愛する人に対して，承認を拒否したり，最低限まで承認を減らす許可を与えるのです。承認を求められたら，承認契約書に参加してる家族は，「思い出して，あなたを助けるために，この質問には答えられないよ。さあ，何か，別のことをしに行こう」と言えるのです。この際，文字通り，実際の契約書を作成し，承認を与える側と受け取る側の双方が署名します。

　助けになると思われるもう一つの方法は，治療を受けている人が確認したり，読み返したりできるように，すべての強迫的質問や告白を"承認本"に書き出して，声による承認の頻度を軽減することです。次第に記載事項を減らしていくこともできます。この技法では，強迫行為を軽減するために強迫行為を許容するので，専門家の助言を取り入れることが重要です。

　以下の空欄を使って，あなたが普段承認を得るために利用するもの（人，ウェブサイト等）やそのための方法を書き出してみましょう。

_____

_____

_____

●思考の中和

　この強迫行為は，望まない強迫症の思考と反対の言葉を静かに言ったり，わざと反対の考えに注意を払うことです。この背景には，"良い"思考は，"悪い"思考を中和し，望まない結果を避けられるという考えがあります。例えば**「私があの人を傷つけてしまうかもしれない」**と考えたときに**「私はあの人を愛しているんだ」**と中和してしまうような反応です。

　これは，強迫症のさまざまな形態として現れ，マインドフルネスでない

行動の極端な例です。この行動は，望まない思考の存在を否定し，心が受け取っているものを受容することを阻害するだけでなく，心が全く別のものを受け取っているように信じ込ませるように操作することです！　これは，認知療法に見られる，理論的で客観的な思考を助けるものではなく，心への策略です。強迫症へのマインドフルネスな対応は，思考の中和の拒絶を要します。思考の中和は，本質的に受け入れられるものではありません。**思考**は，それが行動に移されるまでは，本質的に中立であるのに，どうやって，ある思考が中和できるでしょうか？　もし，あなたが，思考の中和を，望まない思考への対応に使っているならば，以下に書き出してみましょう。

_____

_____

_____

　思考の中和について，マインドフルネスは，心がある思考を受け取り，この思考の内容のために，あなたがそれをやり直したり，反対の思考と置き換えたいという衝動を感じていると受け入れることを特に意味します。そのため，最初の引き金となる思考や，それに続く，中和したいという衝動を観察する必要があります。このどちらの衝動も行動に移さないまま，観察してみると，そのうち，どちらも軽減していくでしょう。

●溜め込み
　本書では，溜め込み行為は，最新版の精神障害の診断と統計マニュアル（DSM-5）を元に，異なる診断と見なしますが，強迫症では，強迫観念と強迫行為としてよく診断されます（Frost and Hristova, 2011）。溜め込み

では，あなたが自分の生活から物理的に動かせる以上の物を溜めたり取り込んだりするため，極端な場合，深刻な健康被害や金銭問題，その他の危険（火災の危険）を引き起こす可能性があります。

あなたは，何かを手放すのが難しいと感じるかもしれません。それらは，（古いおもちゃのような）思い入れのある物から，（ガムの包み紙のように）思い入れのない物までさまざまです。強迫症マインドは，物の価値や処分の結果に関する思考を受け取り，あなたは，その物にただ執着します。あなたは，その物がいつか役に立って，取っておいてよかったと思うだろうとか，捨てることで感じる不快感に耐えられないと思うかもしれません。

溜め込みは，収集ではありません。溜め込みとみなすには，その行為が問題であり，あなたの生活に混沌とストレスを持ち込んでいなくてはなりません。溜め込みをしている場合，何を手放すのが難しいですか？

_____

_____

_____

●記憶の溜め込み

記憶の溜め込みは，出来事や人，物を，保険のために精神的に保管する目的で，その詳細に過剰に注意を払う精神的な強迫行為です。これは一般的に，出来事や人，物が，特別な意味を持っていたり，後にそっくり"そのまま"思い出すことが重要だという信念のために起こります。記憶は，古い新聞が物理的な溜め込みとして機能するように，精神的な溜め込みと同様の機能を果たします。記憶の溜め込みをする強迫症の人は，完全な理解や，思い出し，感謝もなく瞬間が過ぎていくことを気にするかもしれま

せん。特定の出来事や人，物の価値を適切に回想，評価できるかどうかに関する不確かさが，避けたいと思う不快感を引き起こします。

　それはまるで，すべての箱を運び出したばかりのアパートメントを出ていくときに行う"最後の確認"のようです。あなたは立ち止まり，これがこの場所にいるこの人としての最後の瞬間だと思いを巡らせ，人生の次の章へと進んでいきます。

　もし，あなたが記憶の溜め込みを行っているなら，この瞬間の真価を決して受け入れられない状態に囚われているように感じるかもしれません。記憶の溜め込みのねじれた皮肉は，物事を完璧に思い出そうと試みることで，その物事を実際に経験することを常に逸していることです！　その瞬間を生きていないと，その過程で人生の価値の大部分を失ってしまいます。

　あなたが記憶の溜め込みをしているなら，その過程は，どんなものですか？

＿＿＿＿＿＿＿＿＿＿＿＿＿＿＿＿＿＿＿＿＿＿＿＿＿＿＿＿＿＿＿＿＿

＿＿＿＿＿＿＿＿＿＿＿＿＿＿＿＿＿＿＿＿＿＿＿＿＿＿＿＿＿＿＿＿＿

＿＿＿＿＿＿＿＿＿＿＿＿＿＿＿＿＿＿＿＿＿＿＿＿＿＿＿＿＿＿＿＿＿

●対称強迫

　強迫症の人の中には，物事を平等と感じるようにするために，反復行動に強く惹きつけられる場合があります。もし，一方の靴紐が他方より長い場合，そのままにしておくことは難しいでしょう。一方のもみあげが他方より短い場合，全く同じにするために，何時間もかけるかもしれません。

　よくある強迫行為は，何か別のものが触れられたり叩かれたりして，何か違っている感覚が残っているため，何かに触れたり叩いたりすることか

もしれません。マインドフルネスは，このような違っているという感覚に耐え，それがなくなるまでその瞬間に留まることを促します。強迫症は，**「だめ，直して。今，直して。でなきゃ永遠に苦しむ」**と言います。そこであなたは，偶然左膝を触ってしまったせいで，右膝を触り，足で床のあるタイルに偶然触れてしまったせいで，別のタイルに触れ，一方の壁を偶然見たことに気づいたせいで，もう一方の壁を見たり，と繰り返していきます。

対称性や精密さの強迫行為があなたの強迫症の重要なパートならば，以下の空欄に，完璧に感じるために，あなたがこだわっている様子を書き出してみましょう。

_____

_____

_____

●強迫的フラッディング

フラッディング法は，行動療法として，望まない思考（前章の議論を参照）への反応を避ける，短期的曝露の効果的な方法です。大抵の場合，習慣化して，マインドフルネスが戻るまで，思考に同意したり，溢れさせる形をとります。時に，多くの強迫観念に苦しむ人たちは，物事に対する自分の反応を試すための方法としてこの技法を用い，特定の状況で望まない思考を溢れさせたりします。苦痛を伴うことで，思考が本当は自分のものでないと証明します。例えば，あなたが誰かを傷つけることを恐れている場合に，暴力行為に関わっているのだと無理やり想像してみるのです。その思考は，不快で恐ろしいので，あなたは自分が**どれほど**恐ろしいのかと回想し，自分はそのような行動をしないと確信するために，フラッディン

グ法を使います。

　もし，何かがあなたを刺激したとき，マインドフルな対応は，その刺激に対して起こる思考や感情，衝動を観察することです。これらの衝動は，曝露を目的としてではなく，確認や自己保証のために，事態を悪くするかもしれません。

　あなたが強迫的に最悪の事態を考えるのは，どんな時ですか？

_____

_____

_____

●自己罰

　強迫症の人たちだけでなく，治療提供者も，しばしば，強迫症の人たちが自分自身への精神的な虐待を強要する強迫行為を見逃します。あなたは，何かいけないことをしたり，許されない間違いをしたと考えるかもしれません。もしくは，強迫症の言葉では，起こりうる過去の逸脱に関する不確かさに苦しくなるかもしれません。いけないことをした**かもしれない**と受け入れ，先に進むことは，（実際に罪悪があってもなくても）罪悪感のような不快感に耐えることです。つまり，違反に対する償いとして，罪悪感や否定的な自己思考を意図的に感じるのです。一旦，適切に罰せられたと感じると，先に進めると思うのです。

　自分をいじめることは明らかにつらい一方，考えられる最大の痛みからの解放でもあります（"正義の逃避"）。自己罰は，責任感のあることのように見えるかもしれませんが，結局は，不確かさを受け入れることを避ける行為に変わりはありません。自己罰は，否定的な独り言からさらなる強迫行為に耐えることまで，さまざまな形をとります。強迫症のせいで，あ

なたはどんな自己罰に関わっていますか？

_____

_____

_____

●強迫的祈祷

　宗教的な信仰に関する強迫観念があるならば（第13章「几帳面強迫症」を参照），祈祷は，しばしば反宗教的な考えや，他の受け入れ難い思考を阻止するために用いられます。祈祷は，それが，より純粋に個人の宗教的信仰と結びつくのではなく，思考を中和したり，回避するために，反復的に用いられると，不健康な儀式になります。

　強迫的な祈祷に関わっているとき，あなたは，同時にあなたの祈祷の妥当性を確認しているため，祈祷そのものに集中しているわけではありません。祈祷は，決して完遂した気がしないので，反復や，他の儀式が引き起こされます。このため，あなたの信仰に近づかないばかりか，遠ざかるように感じ，倍になって返ってきます。強迫的な祈祷をすればするほど，益々不敬と感じ，さらに祈祷に入れ込みます。祈祷はさらに，他の強迫観念に関する不快な思考や感情を中和するためにも強迫的に用いられます。あなたが祈祷する時，強迫的にしていることはありますか？

_____

_____

_____

●**数かぞえ**

　数を数えることは，それ自体が，何か悪いことが起こらないためにしている強迫行為であったり，他の望まない思考の存在から気をそらすためにしていたりと，強迫的回避の一つになりえます。

　多くの人たちは，数かぞえを強迫行為ではなく，特に問題のない執着として経験します。つまり，階段やタイル，その他を数えることは，ただ**起こっている**のです。これらの人たちは，特に目的なくその行動を行っています。問題は，数を数えている自覚があり，そのために悩むことです。数かぞえは，呼吸や瞬きといった，他の問題のない執着と共通点がありますが，時に，ただ続いていくこととして存在する場合があります。その衝動は，次第に，数えていることを受け入れるというより，続かないことを願い，イライラを引き起こします。（例えば，歌が頭から離れないといった）内容よりも，その存在自体が問題視される反復思考への気づきと同様の対応が必要でしょう。あなたの強迫症に，数かぞえは含まれていますか？その場合，どのように影響しているでしょうか？

強迫行為のためのマインドフルネス

　マインドフルネスは，強迫行為の種がどこにあるか見つける手助けをするので，強迫行為に抵抗する助けになります。強迫行為は，不快な思考や感情，身体感覚から始まります。そして，強迫観念の自覚と，強迫的に反応するまでの間の空間が，マインドフルネスです。強迫行為のためのマイ

ンドフルネスは，待てる技術です。セラピストの事務所のロビーに座って呼ばれるのを待つように，心の中で待つのです。強迫症があなたを呼んだ時，あなたは，「**あぁ，私は，別のことのためにここにいるのだ**」と，自分に言い聞かせます。現在があなたを呼び入れた時，あなたは進んでそこへ向かいます。

　強迫行為に抵抗するとき，その対象が精神的レビューや洗浄，回避，承認要求であれ，不確かさを受け入れています。強迫行為をしない場合，そのせいで，想像する最悪の事態が起こる**かも**しれません。しかし，その事態は，あなたが自由を取り戻すのに必要なことでしょう。

　あなたが抵抗するすべての強迫行為に対して，強迫症は仕返しをするでしょう。それは大抵，非常に強い感情の痛みを伴います。不快な思考への強迫的反応に抵抗しようが，正しい回数にするために蛇口をもう一度触ることに抵抗しようが関係ありません。痛みは同じです。マインドフルネスは，その痛みがあなたの周りに降り立つのを見届け，両手を広げて受け入れることです。ただ感じること。雪が積もり続けてあなたを押しつぶし，埋めてしまうのではなく，雨があなたの周りを通り過ぎて，排水溝へ落ちていくように。

　強迫行為に抵抗する恐怖を，反対側には何があるのかという好奇心と置き換えてみましょう。

ちょっと一休み

　今，いっぱいいっぱいに感じているかもしれません。強迫症の治療の準備は，通常，多量の情報と何をするべきかの議論から始まるので，恐ろしく感じるかもしれません！　一呼吸して，自分を省みて，何を感じているか気づいてみましょう。すべて大丈夫と言い聞かす必要はありません。わからないのですから。大丈夫かもしれません。現在，何が起きているのかはわかります。マインドフルネスと，認知行動療法が**後で**どのように役立

つかを判断するために，**今を**疎かにしないでください。今抱いている感情はそのままに，第Ⅱ部へページをめくる意欲を持ちましょう。しかし，**「よし，次は第Ⅱ部をしなくちゃ」**とは思わないでください。次のページを開いて，次のページとして，そのままに受け入れましょう。

第Ⅱ部
特定の強迫観念に対する，マインドフルネス認知行動療法

　このパートでは，さまざまな強迫症の症状に対する，マインドフルネス，認知，行動の対策について見ていきます。

第5章
アクセプタンス(受容),アセスメント(評価),アクション(行動)

　本書の最初では，強迫症治療における3つの主な領域について見ていきました。初めに，マインドフルネスを考察し，思考や感情，感覚の受容が，いかに強迫行為へ抵抗する能力となりうるかを議論しました。次に，認知療法を考察し，強迫症が強迫行為を引き出そうと持ち掛けてくる議論を精査することが，認知の歪みを見つけ出す助けになると考えました。そして，行動療法の技法を考察し，曝露反応妨害法と呼ばれるテクニックを使って，いかに恐怖に向き合い，克服するという行動を起こせるかを検討しました。ここからは，強迫症克服のためのアクセプタンス（受容），アセスメント（評価），アクション（行動）の3つの対策に焦点を絞り，考察します。

アクセプタンス（受容）

　受容は，マインドフルな気づきを用いて，あなたの視点を変え，強迫症の思考や感情の存在を受け入れることを意味します。
　マインドフルネス認知行動療法のアプローチは，頭の中を通り過ぎる思考は，まさに，頭をよぎる思考でしかないと受け入れるという，一つの包括的な目標に行き着きます。つまり，考えを否定することを止めるのです。強迫行為は，思考，感情，その他，今現在の経験に抵抗する手段です。つまり，マインドフルネスは，反強迫行為，反抵抗です。

この方法をあなたの強迫症に使うとき，"受容"という言葉に抵抗を感じるかもしれません。思考は，大きな痛みを引き起こしますが，思考の受容は，その痛みがあなたの一部であると受け入れること，その痛みには何か意味がある**かもしれない**と考えることです。つらい痛みは受け入れたくありません。むしろ，どこかへ行ってほしい！　しかし，強迫症に対する効果的な対抗は，自分の思考を思考として，感情を感情として，その他もそれそのものとして受け入れることで，自分の中に留まらせるのではなく，**通過**させることです。

　不安や恐怖のような感情に抵抗するために強迫行為を使う時は，その感情を壊しているわけではありません。ただ，脇に押しやっているだけです。強迫症の苦痛を毎回脇に押しやっていると，そのたびに，前の苦痛にさらに上乗せすることになります。このため，毎回のきっかけで，その時の経験だけでなく，今まで積み上げてきた大きな苦痛にも対応しなければならなくなります。最初の対応として受容を選択し，マインドフルネスを練習することは，いかに積み重なった苦痛の一部を軽減したり，その瞬間，その場で問題を解決するかにつながります。

　受容は，負けではありません。あなたの思考の裏にある**意味**を受け入れるのでもありません。ただ，精神が脳から受け取った思考だと受け入れるだけです。そのため，強迫症に効果的にマインドフルネスを使うためには，常に受け入れることから始めます。強迫症に対して，他のどんな技法を使うとしても，すぐに受容に戻ってきます。

　思考を完全に受け入れるために，思考が意味を持っている**かもしれない**と受け入れる気持ちが必要です。思考に意味を**与える**わけではありません。反対に，こうすることで，確信を得る必要から解放されます。つまり，ある思考が割り込んできたときには，マインドフルネスを使って，何が起きているか，観察的，客観的な立場をとります。**感染したと考えていることは，「感染したから今すぐ手を洗わないと死んでしまう！」**とは全く別の経験です。

客観的な立場から，冷静さを維持でき，冷静さが，あなたがよく選ぶ強迫行為が結果的にあなたの利益になるのかどうかの決断を促します。強迫行為をしないことで苦痛を感じるかもしれませんが，同時に，その苦痛はそのうち無くなるものです。そうして，強迫症の要求に打ち勝つことができたと実感することで，勝利の感覚を味わうことができます。

アセスメント（評価）

アセスメントは，今現在に立ち戻るという目的のもと，認知療法の技術を使って，割り込んでくる強迫症の思考や感情を判断します。

受容は難しいです。両手を広げて思考を受け入れるように，受容は簡単なものではありません。受容は，思考に対する抵抗を分析し，時に，その努力は，辟易するものです。泣きたくなったり，鬱になったり，もう戦いたくなくなったりするかもしれません。そのため，時には，強迫行為をすることが，実際はどれほど大切なのか，一歩下がって，状況を見極めることも重要です。まるで，苦痛に耐えられず，強迫行為をしなくてはいけないという考えに精神が囚われているので，**自分自身**でセカンドオピニオンを取るようなものです。ここで，認知療法の技術が役に立ちます。

強迫観念の判断は，思考や感情が真実でないとか安全であると証明するための方法ではないと覚えておいてください。ここでの焦点は，強迫的な反応を避けるお手伝いをすることだけです。もし，「**公衆電話を触ったら病気になる**」という思考があれば，「**公衆電話は苦手だけれど，経験上，触れることで病気になることはない**」と書き換えることができ，強迫行為をする可能性も低くなるでしょう。

思考の記録や各強迫症の瞬間に浮かぶ，歪んだ思考を観察することで，自分の診断技術の練習ができます。思考や感情は，証拠ではありません。証拠は証拠。もし証拠がなければ，自分がどのように対応するのか観察しましょう。ここでも，自分が間違っているかもしれないと受け入れる必要

がありますが，少なくとも，強迫症が引き起こす強迫行為を避けることはできます。そして，歪んだ思考を受け入れます。そんな思考が**あった**。さあ，今の瞬間に戻りましょう。

アクション（行動）

　行動は，恐怖に慣れ，克服するために，行動療法の技術を使って，強迫症の思考や感情に積極的に向き合い，曝露することです。

　ご存知のように，強迫症の経験の理屈を検証しても，常に結果が出るとは限りません。強烈な苦痛が続くかもしれませんし，強迫行為に対する衝動は激しく続くかもしれません。そこで，強迫観念を受け入れ，消化し，診断，処理する努力をしたならば，次のステップは，恐怖からの解放へ向けて，行動を起こすことです。ここで行動療法の技術が役に立ちます。さまざまな曝露反応妨害法を使って，よりよい心の健康に向かって行動を起こします。

強迫観念の分類

　誰もが何でも考えられるということは，つまり，誰もが強迫観念を発見する可能性があるということです。特定の強迫観念を分類することは，時に，残酷かもしれません。皆，あれやこれやと不確かに奮闘し，安心するために強迫行為をしているだけです。自分を"洗浄強迫者"とか強迫症の影響のある人などとは言いたくないかもしれません。実際，特別な**種類**の強迫症であるように，あなたの強迫症にラベルを付けることは，思考がただの思考ではなく，お互いに異なる質を持った思考であると暗に意味するので，マインドフルネスをより難しくします。

　我々が強迫観念を分類したのは，すべての強迫観念・強迫行為のサイクルには断ち切る方法があるからです。方法が**ある**こと，そして，その方法

を知ることが重要です。強迫観念のメカニズムを理解し，実際の強迫行為を突き止めると，それらの両方を手離すことができるようになります。

第6章

汚染強迫症

　あなたが汚染の恐怖に苦しんでいるなら，おそらく，もう十分手を洗ったとかシャワーが長いと言われることに辟易しているでしょう。人は，無駄遣いされた石鹸や水に対して批判的になり，世界には，食べるものがなくて"本当に"困っている人たちがいると言い出すでしょう。実際に強迫症にならないかぎり，そのような人たちは，あなたが生きるために必要だと感じることをしているだけだとは理解できないでしょう。自分が感染していても平気でいることは，首を吊ったり溺れたりすることと何の違いもないのです。しかし，自分が他の人より神経質であること，あらゆるものは既に何かしら汚染されていること，汚染を避けようとする試みは安全を保障する**意味**がほとんどないことは，あなた自身もどこかでわかっています。

　汚染強迫者というと，通常，受け入れ難いほど不潔なものが，（強迫症者も含めて）他のものを不潔にするかもしれないと心配し，そうならないように行動する人たちを指します。

　加えて，一部の患者は，細菌や汚れ，清潔さではなく，ある刺激に晒されたときの嫌悪感を不安の対象とする，**嫌悪強迫症**と呼ばれる汚染強迫症の一種を持っています。実際，ある研究では，激しい嫌悪反応は強迫症と関連しており（Brady, Adams, and Lohr, 2010），一部の患者には，認知行動療法によって，異常な嫌悪反応が改善される（Rector et al., 2012）と提言しています。

汚染強迫症者によくみられる誘因は以下のものがあります。

- 公衆に使用されたもの（ドアノブ，照明のスイッチ，バス）
- 便（や便器や体の一部など便の近くにあるもの）
- 血（もしくは，血のそばにあるものや，針，絆創膏，病院など，血を見る可能性があるもの）
- 他の体液（尿，汗，唾液，精液，膣分泌物）
- 毒（もしくは，家庭用洗剤，薬，賞味期限切れの食料品，アスベスト，X線，殺虫剤や化学物質などの環境汚染物質といった，毒物と考えられるもの）
- アルコールやその他のドラッグ（特に，中毒からの回復期にある人）
- 病気を連想するもの（病人，ホームレス，病院）
- 病気や細菌等に関する特定の不安がなく，強い嫌悪反応が起こるすべてのもの（例：ねばねばしたり，濡れているものや単に"わからない"もの）

以下の空欄を使って，もし触ったら，避けたり手を洗ったりしないと落ち着かなくなるものを書き出してみましょう（第4章の「回避」で書き出したものを見返してみましょう）。

_____

_____

_____

_____

汚染強迫症者は，細菌や病気になることを必要以上に心配し，病気にならない確証を得ようとすると考えられています。これは，多くの強迫症者に共通する経験ですが，以下のように，汚染強迫症者が誘因を避けようとする理由がいくつかあります。

・細菌やウイルスで病気になる恐怖
・長時間の手洗いの儀式をしなければいけない恐怖
・細菌を他人に拡散する恐怖
・嫌悪感の恐怖
・触ったもの大事なものを後で避ける恐怖
・無責任，あるいは"汚い"と他人に見られる恐怖
・無責任な，あるいは汚い人間になる恐怖

　上に挙げた恐怖であてはまるものにチェックを入れて，以下の空欄に，回避や手洗い衝動を引き起こす可能性のある他の理由を書き出してみましょう。何が誘因か不確かな場合や，どう言葉にしていいかわからない場合は，以下の空欄に，衝動的手洗いを引き起こすテーマや共通点を書き出してみましょう。

_____

_____

_____

_____

汚染強迫症者によくみられる強迫行動は，以下のものがあります。

- 特定の手洗いや清掃の儀式
- 汚染していると思われるものの回避もしくは，自分が汚染されていると思った場合の，清潔なものの回避
- 汚染物に接触したかどうかや，手洗いの儀式が正しく行われたかどうかの精神的レビュー
- 自分や他者が汚染物に晒されなかったという保証を他者に求める
- 汚染物との接触に関する記憶のため込み

汚染恐怖のためにあなたが実行する強迫行動は何ですか？

_____

_____

_____

_____

汚染強迫症のアクセプタンス・ツール

　汚染強迫行動の治療に対する，マインドフルネスなアプローチを構築するにあたって，汚いと感じる今現在の経験を知ることから始める必要があります。あなたが汚いと思うものに触れたと想像してください。一瞬の出来事です。何かに触れた，もしかしたら，ただ近くにいただけかも，何に触れたのか定かでないかもしれません。その瞬間，思考，感情，身体感覚が情報提供を始めます。精神は，もし，すべてを深刻に受け止めたなら

ば，非常に不愉快になる可能性のある大量のシグナルを一度に受け取ります。初めに，汚染されたと感じる身体の一部に注意が向きます。その注意に目を向けると，意識過剰の結果として，何らかの身体反応に気がつくでしょう。あなたの手はあなたに汚いと**感じ**させます。

マインドフルネスでは，その感覚を壊すことよりも，むしろ感覚を持ったまま佇むことを提案します。強迫行為をしてその感覚を**壊す**ことは，脳に「その感覚は敵だ」というメッセージを送ることになります。その感覚を**保持**していれば，「それは他のものと同様に，単に一つの経験であり，多大な注意を払う必要はない」というメッセージを送ることになります。どちらのメッセージの方が強迫観念‐強迫行為サイクルを止める結果になるのか，よく考えてみてください。

そこで，最初の対抗手段は，今現在汚いことに関連する思考，感情，身体感覚にどの程度注意を向けるかになります。もし，**すべての**注意を向けたら，過剰評価と過剰反応のフィードバックループが形成され，洗面台やシャワーに向かわずにはいられないでしょう。**少しの**注意を向けた場合，無責任感や自己判断に関する良心の呵責等，他の思考や感情が生じるでしょう。しかし，もし，これらの感情が起こりそうでまさに起ころうとしているとわかっている時はどうでしょう，ただの**感情**でしょうか？

もし，無責任感と**寄り添う**ことができて，大きな視点で見たらどうでしょう？　そうすると，"きれい"という言葉の定義は，あなた固有の"きれい"な**感じ**が関わっているので，いくら手を洗っても"きれい"にはなりません。細菌を測定するコンピュータも十分ではありません。きれいになるために，きれいと感じなければなりません。しかし，もし，そのきれいの感じを放棄し，無責任（もしくは嫌悪，危険等）の**感情**にマインドフルになり，最終的にはそれらの感情に晒されると，強迫症を克服することができます。

汚染恐怖とともに現在にとどまる

　汚れたと感じたり，あなたやあなたが大事にしている人や物が汚れたという考えに囚われていると，今現在から離れたいという衝動が起こります。問題は，今現在の感情から逃げれば逃げるほど，強迫症により多くの自由を与え，乗っ取られてしまうことです。過去に逃れると，何に触ったと思うか確認し，確証は得られず，さらに汚く感じます。未来に逃げると，汚染が大事なものに次々広がると想像のネガティブな空想を作り出し，それにより責任を感じ，さらに汚染されます！　つまり，現在の汚い状況から逃れることは，いつでも，より汚く感じる結果につながります。

手洗いの際，何に気持ちがいっているか心に留めておく

　その瞬間にマインドフルネスを訓練することは，一般的によいこととされています。多くのマインドフルネスの書籍では，シャワーや洗面台は，マインドフルネスの訓練に最適の場所だと感じるかもしれません。石鹸が手に触れる感覚，流れる水の音，空気の暖かさ等に注意を向けるよう促されます。これは，何の儀式もなく，マインドフルネスな注意が本物であった場合，とても良い考えです。しかし，もし，手洗いやシャワーの儀式の汚染強迫症がある場合，すべてを見逃さないためだけに，瞬間に注意を向けているかもしれません。このような場合，起きていることに過大な注意を向けることは問題です！

　強迫的でない，普通のシャワーは混沌としています。身体に石鹸をつけ，身体を流れていくのもそのままです。この場合，強迫症を克服するためには，細部にあまり注意を払わず，儀式の感覚をなくし，何がどこにいつ触れたかにあまり気を留めず，無意識的にシャワーをする必要があります。その代わり，マインドフルネスの技術を実際の身体から意図的に**離して**，シャワーに注意を向けないことで生じる不確かさへ誘導します。どこ

第6章　汚染強迫症　111

をいつ洗うといった詳細に費やすのでは**なく**，精神を自由にさまよわせ，儀式をしないことで生じる不快感に注意を向けましょう。

　同じルールを手洗いにも適用しましょう。まずは，洗浄以外の何かについての反復思考や精神的リハーサルを**する**ように仕向けます。反復思考や精神的リハーサルをして，汚染に注意を向けないようにしてください。作業が終わった後にどんな音楽を買いたいですか？　昨夜見た番組のベストシーンは何でしたか？　儀式無しで洗ってみましょう。手を拭いて次に進む準備ができたら，今現在に帰って，不完全な感じに寄り添いましょう。強迫的な完全を求めて，手洗いを振り返りたいという衝動に気づきましょう。マインドフルネスを使って，ありのままの自分の身体に戻ってきましょう。

練習

　あなたの汚染強迫症を軽減するに当たって，どんな思考，感情，身体感覚，その他の"自分の内側からの情報"をマインドフルに受け入れる必要があると思いますか？

_____

_____

_____

汚染強迫症のための瞑想のコツ

　毎日の瞑想を強迫症のためのマインドフルネスの訓練として取り入れるならば，どんな思考，感情，身体感覚が今現在からあなたを遠ざけるのか考えてみましょう。呼吸し，呼吸に注意を向けるとき，さっき触れた何か

に注意を向けるよう，強迫症が信号を送っていることに気づくかもしれません。その考えにうなずいて，こう言いましょう，「**おっ，何かに触ったという思考だ。よし，その思考があっても大丈夫。呼吸に集中**」。瞑想中，集中を失って，汚染の感情を分析，確認したくなるかもしれません。その感情を，その瞬間にただ存在する何かとして観察してみましょう。問題解決モードになってはいけません。地面や気温，窓の外の音——これらはすべて，呼吸に集中している時も周りにあります。気にしないだけです。汚いという感情を，呼吸に集中している間も，そこにあるものの一つとしてみましょう。気にしないという筋肉を鍛えているのだと覚えておいてください。

汚染強迫症のアセスメント・ツール

　マインドフルネスによって向上した，認知の再構築は，汚染強迫症に大変有効です。重要なのは，汚染に関する思考は，真実であるかもしれないという立場を維持することです。しかし，——これは**大きな"しかしながら"**——洗浄や回避の衝動を支える理由と証拠は不適切です。「**まあ，少し汚れた気がするけれど，今洗わなくてもこのままでいいや**」と言うだけでは，不十分かもしれません。洗浄衝動への客観的な評価というもうひと押しが必要かもしれません。ここで，歪んだ思考を見出し，ばらばらにします。

　なによりもまず，白黒思考は，汚染と除染の思考を引き出します。「**私は清潔か不潔。正しく洗えば，私は清潔。洗わなければ，洗うまで不潔**」。この思考方法は，強迫症にすべての力を与えます。強迫症が，何が汚染されているかを決定し，その定義を，強迫行動をするように勝手に変えてしまうので，次の汚染を待つだけの生活になってしまいます。この歪みを吟味するためには，何かがどれだけ不潔（もしくは清潔）かは絶対にわからないけれど，100％不潔（または清潔）であることはないと受け入れる必

要があります。

　さらに，汚い感じはあなた自身が汚染**されている**と同義であるとか，汚染されたままでいると拡散させてしまうという考えを強化するために，汚染強迫症は，気分的理由付けと破局的思考を組み合わせます。「**何か汚いものに触った感じがして，きっと自分に移ったはずだから，自分が汚いのはわかっている。今すぐ洗わないと，あちこちに汚染を撒き散らしてしまう**」。これは，未来にする予想や推測で，強迫症がいかにマインドフルネスを崩すかの一例です。あなたが今汚染されているかどうか不確かなだけでなく，汚染されていることが，この先の未来でどのようにあなたや周りの世界に影響するかを知ることは不可能です。繰り返しますが，対抗手段は，汚染されている感じは汚染の**事実**ではなく，汚染を拡散するという思考は，拡散の危険ではないと認めることです。

　儀式を続けることへの強い衝動は，**清潔**や**正しい感じ**を求めているので，感情的な理由は，さらに洗浄儀式を難しくします。このため，洗浄儀式は時間をとるのです。手を洗い終えて，その他必要と思われる関連儀式をすべて終えたとしても，きれいな感じがしなければ，意識を続けます。強迫観念 - 強迫行為サイクルを止めるには，求めている感じが**しなくとも**，洗面所を離れ，付随する不快感を受け入れることが必要です。

　あなたの汚染強迫の最も強力な歪んだ思考は何ですか？（第2章のメモを参照してください）

_____

_____

_____

自動思考の記録サンプル	
誘因 何が苦痛・不快を引き起こすか？	**自動思考** 強迫症は，何を言っているか？
壁に赤いシミがある。	壁に血がついている。かなりの距離をとって避けないと，自分に触れて，HIVになってしまう。

> **練習**

　自動思考の記録（第2章参照）を使って，汚染に関する歪んだ思考を検証してみましょう。自分が清潔であると確信することが目的ではないと覚えておいてください。強迫的な除染儀式の根拠はほとんどないのだと認め，マインドフルに受け入れることが目的です。

汚染強迫症のアクション・ツール

　曝露は，すべての強迫症治療の基本的な部分ですが，現実刺激にしろ，直接接触にしろ，汚染強迫症の治療過程において最も効果的です。これは，強制的に実際の危険にさらされなければばらないということではありません。**恐怖**に向き合うことが必要です。これは，さまざまな方法で実施されます。汚染の恐怖を克服するために，便や血，有毒な化学物質に触れる必要はありません。しかし，汚染される不安があるものに，十分近づく必

要はあります。汚染されたという**感じ**への馴化を作り出さない限り，あなたはきれいにする努力の奴隷で居続けます。

恐怖に近づくこと

汚染に関連する恐怖に対する曝露反応妨害法の実施には，汚染されていると思うものとの接触の増加と**回避**の減少の両方が関わってきます。世の中との接触は，ある程度必要で，世界の大部分は汚染されていると考えてください。そうです，生きることは，あなたが恐怖するものによって汚染されるかもしれない場所にいるということです。安全の**感じ**へのあなたのアプローチは，意図的にものに触れることを避けたり，避けきれなかったものを注意深く洗うことです。そこで曝露反応妨害法は，あなたが恐怖するものに段々近づくことを根本的な目的としますが，洗浄儀式を短くしたり衝動性を減じたりすることも含まれます。

汚染強迫症の実生活曝露反応妨害法

汚染される恐怖があるすべてのもののリストをつくることから始めましょう。繰り返しますが，危険物に意図的に晒されるような状況に自分を置く必要は全くありません。目的は，歩道に落ちていた使用済みの注射針でチクっとすることではありません！ 注射針が落ちているかもしれない歩道を歩きながら，針と気づく前に聞いていた音楽を楽しみ続けることです。そのため，あなたが回避するすべてのもの，人，場所，あなたが確認

対抗手段
歪んだ思考の代替は何か？

何の赤いシミかわからない。この状況は，大抵の場合，とても嫌な気分になることはわかっている。でも，ただ見るだけや近くにいるのは，静脈に注射するのとは違う。いずれにせよ，HIV強迫観念のせいで，赤い点には敏感だから，こういったことは強迫症がしかけてくることの一つだろう。

するすべてのもの，洗浄衝動を誘発するすべてのものを考えてください。
　以下は，血に関する汚染強迫行為の例です。

・棘で切るかもしれないので，バラの茂みを避ける
・皮膚の切り傷やけがを確認する
・スーパーの応急処置用品の列を避ける（切り傷がある人が絆創膏を買いに来ます！）
・靴とのあらゆる接触を避ける（何かの拍子に，歩道の血が付いたかもしれません）
・病院の近くを避ける
・尖った先端がないかどうか注意深く見る
・民族的背景や性的志向をもとに，HIVに罹患している可能性が高い人を避ける
・車，服，その他のものの血の痕跡を確認する

汚染強迫症のせいであなたが避けるものは何ですか？

_____

_____

_____

_____

あなたのリストがどんなに長くても，すべての誘因を一つに書き出し，誘因の強さの弱いほうから順に並べてみましょう。次に，最も実行可能なものから接触を持ったり，強迫行動を毎日なくしていきましょう。使用前

の確認に抵抗したり，床などを触った後，食事まで手を洗わないことで，どう感じるか考えてみましょう。その感情を除去する代わりに，寄り添うことを考えましょう。発展として，第3章の「強迫行動の階層」を見直してみましょう。

　もしマインドフルネスの技術をこの実験に用い，その感情に**寄り添う**ことを選ぶなら，どうなるでしょう？　そこから始めましょう。汚染曝露に大きな一歩を進めることに不安があっても大丈夫です。小さな歩幅で行きましょう。強迫症が引いた境界線を少しずつ押し戻すことから始めましょう。強迫症のルーティンに小さな変更を一つ加えてみましょう。どんな感じがしますか。時間とともに達成感を得られるでしょうか。もし得られなかったならば，もう少し簡単なことから始めて，さらに難しい曝露に戻って来ましょう。

きれいでないままでいる

　汚染不安の曝露反応妨害法を理解するうえで最も重要なことは，きれいと感じて経験を終えたとしたら，何か間違っているということです。シャワーや洗面所，その他除染儀式が行われる場所から，不完全，無責任，きれいでない，**不確か**な感じのまま離れたいのです。皮膚にあるものやないものは，生活を乗っ取ったものと何の関係もありません。ここで習得するべきは，何が触れたのかや何を意味するのかという思考や，嫌悪やみじめな感情，不潔な身体感覚までをも含めた，汚染の経験のすべてです。

　曝露反応妨害法は，その経験から逃げるのではなく経験を作り出すこと，破壊するのではなく時間を過ごすことです。マインドフルな気づきや経験の受容は，次第に生活の大きな枠組みへと組み込まれていきます。つまり，汚染の観念に対する過剰意識や過剰評価，過剰反応を止めるだけでなく，それが無くなった時の不安も止まります。あなたの生活は，汚染思考等，一瞬の何かに簡単に邪魔されるほど，つまらないものではありません。

汚染強迫症のための想像の曝露反応妨害法

想像上の曝露は，接触不可能なものや危険物との直面や，汚染に関する強迫行動を引き起こす倫理や責任感に関連する恐怖との直面に非常に役立ちます（想像上の曝露のツールについては，第3章の「想像上の曝露」を参照）。次の作業を通して，汚染不安に関する想像上のスクリプト（脚本）を作ります。この作業は，不安を引き起こすこともありますが，もし，その時点で対応しきれないと思ったら，深呼吸して，答えずに質問だけ読みましょう。答える準備ができたと思ったら，耐えられると思う範囲で答えを書き込んでいきましょう。

何と接触するんでしょうか？

_____

_____

もし，それを完全に取り除くことができない場合，何が起こりますか？

_____

_____

このことによって，どんな気持ちになりますか？ その気持ちは，あなたの行動にどう影響しますか？

_____

_____

あなたがきれいにできないことで，誰もしくは何が汚染されますか？

_____

_____

　汚染されることで，他の人はどのような影響を受けますか？　自分たちを汚染したあなたのことをどう思いますか？　このことについて，あなたはどう感じますか？

_____

_____

　きれいにするために，他にどんなことをしますか？　それらが失敗した場合，何が起こりますか？

_____

_____

　汚染されたままにした場合，あなたの残りの人生に何が起きますか？

_____

_____

このような脚本の目的は，不快感を受け入れる過程を始めるために，できるだけ多く不快を感じることだと覚えておいてください。その感情が脅威でなくなれば，誘因を避ける衝動も軽減します。このことは，突然，自分や他者の安全がどうでもよくなるということではありません。強迫症の影響を離れ，自分で選択ができるようになること，思考や感情に支配され，終わりのない儀式の生活を送るのではなく，思考や感情そのままを受け入れられるということです。

第7章

責任感/確認強迫症

強迫症治療に関する多くの情報では,"確認強迫症"は,強迫症の亜種と言われています。確認は,強迫観念ではなく,強迫行為なので,この言葉には語弊があります。確認は,強い責任感に関わる思考や感情,身体感覚への行動反応です。このため,強迫観念は無責任を恐怖することで,強迫行為は無責任な行動をとらないように確認することです。確認をしようとする衝動とは,未来の悲劇を生むような状態で放置されるものがないように確実さを求める衝動です。これは,"ぴったり感強迫症"(第8章)や,"加害強迫症"(第9章),"倫理的几帳面さ"(第13章)といった,さまざまな強迫観念として見られますが,一般的な責任感の恐怖の問題でもあります。このため,独自の章を設けています。

通常,責任感/確認強迫症に関する強迫観念は,以下のものが見られます。

・施錠可能なもの(ドア,金庫等)が,本当は施錠されていないという恐怖
・器機(コンロ,蛇口等)がつけっぱなしになっているという恐怖
・サイドブレーキや他の安全装置が,適切に作動していないという恐怖
・通信(電子メール,携帯電話のメッセージ,手紙等)の宛先を間違えたり,誤った情報を送信してしまったという恐怖

あなたが責任を感じて確認したくなる事柄は何ですか？

_____

_____

_____

　責任感／確認強迫症の典型的な強迫行為は，次のようなものがあります。

- 繰り返し，儀式的に見て確認する（これは，数を数えたり，声に出す儀式と一緒になることもあります）
- 施錠されていたり，オフになっていることを確認するために，軽く叩いたり，繰り返し触る
- 施錠されていたり，オフになっていることを確認するために，離れた後に確認に戻る
- 適切に確認されたかどうか，他者の保証を求める
- 適切に確認されたという確証を得るために，確認行動を頭の中で振り返る

　責任を持って確認したという確証を得るために，あなたが行う強迫行為は何ですか？

_____

_____

_____

責任感／確認強迫症のアクセプタンス・ツール

　すべての確認行動は，何かがあるべき状態でないという感じを取り除きたいという願望から来ています。強迫症でない人がドアを施錠した場合，一般には，何かを成し遂げたという感じと共にその場を離れます。これは，脳内の化学物質の変化によって経験されます。この，脳内化学物質の変化に対する身体の反応が，何かが"成された"という感覚で，精神の反応が，どんなに小さくとも，注意を向けていたものを**そのままにする**，安心感と達成感です。もし，"した／できた"という感覚でない場合は，"十分"という感覚です。

　強迫症の脳では，この場合，適切に化学物質が分泌されないので，身体が不安を感じます。精神は，この不安を**何かが間違っている**と解釈します。ここでマインドフルネスの技術を使うことは，精神がこの**何かが間違っている**というメッセージを取り上げていると観察し，戻って確認しなければならないという意味に処理しないことです。

　このような強迫症を受け入れるためには，確認しないことの結果に関する思考を受け入れます。玄関を離れ，道路に出て，通りに向う間，適切に確認しなかったことで引き起こされる可能性がある，あらゆる悲劇に関する思考が生じるでしょう。水が出しっぱなしで，蛇口が壊れて，家が水浸しになるかもしれない。電気をつけっぱなしにして火事になるかもしれない。未施錠のドアから誰か侵入するかもしれない。もし，確認していたら，侵入されなかったのに！　マインドフルネスは，このような思考を頭の後ろで流して，強迫行為をしない決断を促します。つまり，強迫症者が最も不快と感じること，無責任感，を受け入れるということです。

練習

あなたの責任感／確認強迫症を軽減するに当たって、どんな思考、感情、身体感覚、その他の"自分の内側からの情報"をマインドフルに受け入れる必要があると思いますか？

_____

_____

_____

責任感／確認強迫症のための瞑想のコツ

"確認症"の人たちのために、瞑想は、何かが未完成のままになっているという感覚を認めます。これは、屈んで結べばいいとわかっていながら、一方の靴紐がほどけたまま歩き回る感覚ですが、強迫症に立ち向かうためにはその感覚に抵抗します。そこで、瞑想で呼吸に意識を集中し、強迫症がどのようにあなたを懐柔し、何がつけっぱなしか、何が火事を起こしそうか、どうやって他人が家に侵入したり、あなたの不注意で他者が傷つくか吹き込んでくるのか気づきましょう。ニューヨークの混雑した通りを過ぎていく歩行者のように、これらの思考を受け入れましょう。渋滞、そうですね、でも、渋滞でも、動いていけます。「**鍵閉めた？**」といった緊急メッセージには、「よし。**私はいつも、この施錠の思考がある。深く息を吸って、吐いて。正しい回数確認したという確信を得るために、再確認に行こうとする衝動があるな。今ここで、胸とおでこにその感じがする。よし。今は、その感じを気にしない練習をしよう。たぶん後で確認しよう。確認しなくてもいいや。エネルギーをこの瞬間に集中して、呼吸に意識を向けよう。確認衝動はそこにあってもいい。私がそう決めたとき**

に，そちらに意識を向けよう」

責任感／確認強迫症のアセスメント・ツール

　確認衝動は，主に，悲劇的な結末を避けたいという願望に基づいているので，この手の強迫症では，破局的思考が大きな役割を果たします。責任感／確認強迫症の人たちは，映画の『ファイナル・デスティネーション』シリーズの登場人物たちと同じような世界に生きています。この映画では，小さな不幸や災難が次々に連鎖し，徐々に危険度を増しながら，被害者に死をもたらします。このため，強迫症の精神では，一度や二度確認しただけのサイドブレーキは，機能不全を起こし，車が勝手に動いて交通事故になり，家やその他を燃やす火事につながります。

　無視や過小評価も，ここでは大きな役割を持ちます。結果，再確認を怠ったせいで，何度家を燃やしましたか？　家に戻って車庫のドアが完全に閉まっているのを確認することが，あなたの感情以外に何か大きな違いを生んだことは何回ありますか？　確認思考に立ち向かうには，経験を元にした理論を用いましょう。気分的理由付けは，何かが未完成のままになっているから不安なのだという混乱を生むことを覚えておきましょう。

　あなたの責任感／確認強迫症では，どのような認知の歪みが重要な役割を果たしていますか？

_____

_____

_____

自動思考の記録サンプル	
誘因 何が苦痛・不快を引き起こすか？	自動思考 強迫症は，何を言っているか？
就寝時のコンロに関する思考	たぶん，つけっぱなしになっているから，コンロのことを考えているんだ。下に行って消えていることを確認しなくちゃ。寝ている間に家が燃えてしまうかもしれない。

　全般に，この種の強迫症がある場合は，注意して評価ツールを使いましょう。精神的な確認や自己再保証に簡単に囚われてしまう傾向があります。**「鍵閉めた？ うん，閉めた。鍵閉めたよね？ いつも閉めるよ。もちろん閉めた」**。この方法は，強迫症の精神に不安の調査は保証されたというメッセージを送り返すだけなので，助けになりません。そこで，特に，確信衝動の認知の再構成を行う際には，根拠に注意を向け，また，証拠の欠落を受け入れる必要があります。

練習

　認知の再構成は，強迫行為に抵抗することであり，強迫観念が間違っていると証明することではないと覚えておきましょう。実際に起こったことの，自動思考の記録を取ってみましょう。例を参照してください。

責任感／確認強迫症の
アクション・ツール

幸運なことに，責任感／確認強迫症では，強迫観念と強迫行為が，他の強迫症状よりもより具体的です。不注意によって，何か良くないことが起こる心配をしていて，確認衝動がある。そこで，あなたが衝動的に確認するすべてのものを列挙してみましょう（次の項目を参照してください）。階層化するために，もし，確認を減らしたり，確認しなかった場合に感じる不快感のレベルを考えましょう。

対抗手段
歪んだ思考の代替は何か？
何かが頭から離れないのは，大抵，夜，無意識になる準備をする前に起こりやすいけれど，何で急にコンロのことを考えているのかはわからない！ コンロが消えているかどうか確信はないけれど，経験上，料理をした後に，つけっぱなしにしておく理由はない。火事にはならないでほしいけれど，確認が何かを保障してくれるわけでもない。これはただの考えだというリスクをとって，眠るまでここに横になっていよう。

責任感／確認強迫症のための実生活曝露反応妨害法

多くの場合，確認衝動を減らしたり，修正することは，すべてをなくすことよりも簡単でしょう。もし，習慣的にコンロを4回確認し，コンロを確認したと声に出して言い聞かせている場合は，確認作業，回数，声出しを個々の強迫行為と考えましょう。そして，より難易度の高い抵抗に移行する前に，声を出さずにコンロを確認したり，確認を3回にしたりする練習をしましょう。

確認行動を修正するたびに，強迫症からの仕返しがあるでしょう。それは，物理的な不安や，強力な精神的確認衝動，悲劇のイメージとして現れるでしょう。ここで，マインドフルネスの技術を使って，それらをすくい取り，経験に寄り添いましょう。強迫症の精神が不快感への耐性を学習す

ると，確認衝動が軽減していきます。これが継続的に起こると，脳自体が確認をあまり重要視しなくなります。

下の空欄に，私が自分のためによく確認したくなる事柄を列挙します。

_____

_____

_____

責任感／確認強迫症のためのイメージ曝露

フラッディング法の技術を使って，無責任への恐怖に精神的に曝露することができます（第3章の「今この瞬間のフラッディング法」の項を参照）。確認衝動から離れる際に，確認しないことで，どんな悪いことが起こるかという思考に気がつくでしょう。そう，今日シャワーを閉め直さなかったから，5万ドルの水道代の請求が来るかもしれないとか，玄関をきちんと閉めなかったから，強盗の一団が，今まさに下着の引き出しを引っかき回しているかのように，浮かんできた考えに同意し，溢れ出させてみましょう。強迫症に対して受け身になるのではなく，開き直ってみてください。ここでも，ヘッドライン（見出し）がよい方法になります。

> 地域の悲劇的損失，火災により教会が延焼：最後に退出した人が元栓を閉め忘れる

想像上の曝露の脚本を使って，フラッディング法の技術を日々訓練できます。責任感／確認強迫症のための脚本作りのヒントを以下に挙げます。

そのうち私は何をし忘れるのでしょうか？

_____

_____

_____

私の確認し忘れが大惨事を招いたと気づいたとき，私はどこにいるのでしょうか？

_____

_____

_____

大惨事（強烈にするもの）とは何でしょうか？ そして私の身体はそのニュースにどう反応するでしょうか？

_____

_____

_____

_____

大惨事を防ぐことができたとして，他の人はどう思うでしょうか？

_____

_____

_____

自分の確認し忘れが悲劇を生んだ原因であり，この事実を決して忘れることができないという自覚は，どうやって乗り越えていったらいいでしょうか？

_____

_____

_____

私の能力や一人の人としての私に何か疑問を投げかけられているのでしょうか？

_____

_____

_____

これ以後，どのようにして私のメンタルヘルスが悪化し，機能しなくなっていくのでしょうか？

_____

_____

_____

第8章

ぴったり感強迫症

　強迫症者は，しょっちゅうマスコミによって"潔癖症"や片付け魔としてバカにされています。自分がキレイ，整っているなど大丈夫と感じるためにどのくらいかかるかということを健康的なユーモアの範囲で正当化することはいいですが，覚えておいて欲しい大切なことは，何かに**ちょうどぴったり**と感じられるということは，裏返すと**なにもかも間違ってる**と感じてしまうということなのです。

　ぴったり感強迫症（**左右対称強迫症**や**組織化強迫症**，**完璧主義強迫症**としても知られています）は，根本的には何かがあるべき状態ではないという強迫的な不安と関係しています。すべての強迫症は"正しい"と感じるための方略に関わっていますが，ここではぴったり感強迫症とすることが役に立つでしょう。なぜなら，引き金があまりに広範囲にわたっているからです。

　よくある引き金は，

・ある対象や行動が，別の対象や行動と釣り合ってないと気づくこと
・決まりきった行動を完了する時に，落ち着かない気持ちになること
・あるものが特定の場所にないことが気になること

あなたの場合は，どんなものがありそうですか？

_____

_____

_____

よくある強迫行為は，

- "正しい"と感じられるように物を"直す"（例えば，写真立てをまっすぐにしたり，机の上の物を完璧に並べたり）
- 片側で行った行動を，もう一方でも繰り返す（例えば，左足を叩いたことに気がついたらすぐに，右足も叩く）
- "正しい"と感じるまで行動を繰り返す（例えば，玄関の前を行ったり来たりすることや，引き出しを閉めること）
- こうあるべきと感じられるまでチェックする（例えば，ベッドの上の二つの枕が，完璧と感じられる置き場所であるか繰り返し確認する）

あなたが"ぴったり"と再確認できるまで繰り返してしまう強迫行為はどんなものがありますか？

_____

_____

_____

ぴったり感強迫症のアクセプタンス・ツール

　このタイプの強迫症で苦しめられている人は，イヤなものが手についていると感じてしまう汚染強迫症者と少し似ています。とてもイヤな感じと同時に，一生このままなのではないかという破局的な思考に襲われるのです。

　あなたは，「とにかくやってみなよ」とか，「放っておきなよ」「変なことするのはやめなさい」などと言われてきたかもしれません。それがあなたにとってどんな意味を持つのか，全く考えてもらえずに。それは，あなたにとっては毎日鏡を見るにもかかわらず，一生涯片側しか髭を生やさないでいるのと同じくらいのことなのに（変えた方がいいのは十分にわかってるのに！）。

　このような強迫症の不安は，最初はなんとなくあるべき姿でないように感じるという，情緒的な状態として報告されます。マインドフルネスでは，このような状況で，不安でいることについての考えや，動けなくなってしまって恥ずかしいと感じること，イヤなものに対する不安から生じるありとあらゆる身体の症状を同定します。一度この体験が十分に理解できたら，次に別の体験が存在することを認めることが大切です。このタイプの強迫症を受け入れることで一番難しいのは，この強迫行為が，何かにちょっと触るとか，ほんの少し何かを動かすとか，そんな単純なことであることがしばしばだからです。それは，ほんの少し手を伸ばせば安心感が手に入るのに，あえて手を伸ばさないようにするようなことでしょう。まるで，ニンジンがぶら下がっているのに，あとちょっとのところで届かないような。

　マインドフルネスのスキルをこのタイプの強迫症に使うためには，それについての感情を切り離して，感覚そのものを味わうことが求められます。あなたの身体のどこにそれは感じられますか？　胸？　肩？　息を吸っ

て，あるがままを受け入れましょう。他のものにより興味を惹かれて，気にならなくなるまで。

> **練習**
>
> あなたのぴったり感強迫症を軽減するに当たって，どんな思考，感情，身体感覚，その他の"自分の内側からの情報"をマインドフルに受け入れる必要があると思いますか？

_____

_____

_____

ぴったり感強迫症のための瞑想のコツ

このタイプの強迫症にマインドフルネスの瞑想を日常的に使うとしたら，瞑想の間にも何かを直したいという衝動に襲われることがあるでしょう。避けてはいけません。にっこり笑って，自分に言い聞かせましょう。**「これは私の直したいという衝動だわ。注意を引こうとしてるのね。瞑想に参加してもらうことができるわ。別に追い払う必要はないし。でも，この衝動に注意を向けないで，今は呼吸に戻りましょう。もしかしたら，この衝動は私にくっついてきたいかもしれないけど，気にしないわ。もしかしたら瞑想の後で気にするかもしれないし，そうじゃないかもしれない。とりあえず今は，息を吸って……，吐いて……」**

自動思考の記録サンプル	
誘因 何が苦痛・不快を引き起こすか？	自動思考 強迫症は，何を言っているか？
左のズボンの裾が，部屋に入る時にドアに触れた。	等しくなるように，右の裾もドアに触れるようにもう一度部屋に入り直さなきゃいけない。

ぴったり感強迫症のアセスメント・ツール

　もちろんこの強迫観念は，認知再構成で言う 0 か 100 思考と関わっています（正しい⇔間違い，オン⇔オフ，まっすぐ⇔曲がってる，など）。4 本のペンが並んでいて，5 本目が横にずれていても，それはただの 5 本のペンなのです。完璧に並んだ 5 本のペンがない，ということではありません。

　誇大視や破局的思考も，ここで大きく関わってきます。なぜなら，最初は些細なことが気になっていても，それが重大な問題にすり替わってしまうからです。正しいと感じないという気持ちと関わっているので，情緒的な意味づけも関わってきます。

第8章　ぴったり感強迫症　137

対抗手段
歪んだ思考の代替は何か？
これは典型的な強迫症の挑戦だ。もし私がこの非対称の感じに耐えて，衝動を抑えられたら，この感じはいつかなくなっていくし，部屋に入り直すなんて恥ずかしいこともしなくていい。この感情は避けるべきじゃなくて，体験すべきだ。

どんな認知の歪みがあなたのぴったり感強迫症に関わっているでしょう？

_____

_____

_____

_____

_____

練習

　例を見ながら，あなたが正しくないと感じる時の自動思考の記録をしてみましょう。

ぴったり感強迫症のためのアクション・ツール

　段階的な階層表をつくるのが難しくても，気にしてはいけません。なぜなら，完璧だと感じること（perceived perfection）が強迫観念の中心なので，小さなきっかけに見えてもあなたが取り乱してしまうことがあるかもしれません。少しだけ正しくないということと，全く間違っているということは判断しにくいし，大抵の場合エネルギーを注ぐのはムダです（結局それは強迫的な精神的レビューを引き起こしてしまうこともあります）。どのくらいこのような曝露が難しいかということの指針として，まずは引き金に対する自分の感情状態に，あるがままに目を向けてみましょう。

ぴったり感強迫症のための実生活曝露反応妨害法
　直したいという衝動に気づき，しかしその感情を切り離して置いておけるようになることが目標です。けれど，駐車場に車を斜めに停めることは，枕の位置がずれているのを横目に通り過ぎることよりも難しいでしょう。そこで，まずは最近直したい要求に駆られたものをリストアップし，その要求の強さに差があったかどうか振り返ってみましょう。

　正しいと感じることが重要なことを，重要度から順に書いてみましょう。

_____

_____

_____

あえて何かの片側にだけ触ってもう一方にも触りたいという衝動を生じさせ，それを無視するという直接曝露を使うこともできます。また，あえて何かをほぼ完璧にして，**あとちょっとのところ**でそのままにする，という方法もあります。食器戸棚の扉を少しだけ開けっ放しにすることや，本棚に本を曲がった状態で入れるなど，わざと何かをそのままにするという形で一般的曝露を練習することもできます。曝露のゴールは，その感情から自由になることではなく，切り離す感覚を得ることです。引き金にどんな反応をするか予想を立てたり，曝露の階層を考えたりすることは，難しいかもしれません。そのため，機会があったときにすかさず取り組めるよう，リストを考えておくといいでしょう。

練習

曝露のために，感情を切り離す方法や，あなたが曝露を行う機会について考えて，リストにしてみましょう。

_____

_____

_____

ぴったり感強迫症のためのイメージ曝露

このタイプの強迫症は，しばしばその状況に耐えられなくなるのではないかとか，感情を切り離すことができないのではないかという根本的な不安が基礎にあります。そこで，そのような不安を喚起させるシナリオを考えて，想像の中で不安感を切り離す練習をすることもできます。以下の質問を使って，曝露反応妨害法シナリオを考えてみましょう。

私の気分が悪くなるようなことは何でしょうか？

_____

_____

もしそれに失敗したら，どんな風に感じるでしょうか？

_____

_____

もしその感覚がなくならなかったら，どんな風に私の行動に影響があるのでしょうか？

_____

_____

_____

感情や注意，行動のどんな変化が他の人に気づかれるのでしょうか？

_____

_____

_____

感情を切り離すことができなかったり，引き金となることを考えることを止められなかったとしたら，私はどんな風に機能しなくなってしまうのでしょうか？

___

___

___

　そんな風に機能しなくなってしまったら，残りの人生はどんな風になってしまうのでしょうか？

___

___

___

第9章

加害強迫症

加害強迫症では，自分には悲惨で暴力的な気質があるのではないかという侵入思考に焦点が当たります。それは，他人を傷つけるのではないかとか，自分自身を傷つけるのではないかといった不安です。

自分自身を傷つけるのではないかという不安は，実際の自傷行為（リストカットなど）とは全く異なる現象です。同様に，自殺をしてしまうのではないかという不安は，希死念慮とも異なります。自分自身を傷つけるのではないかという強迫観念は，コントロールを失うのではないかという侵入思考にまつわるもので，実際の希死念慮は人生を終わらせたいと思うことだからです。ただし，強迫症はあなたの確固たる意志にも干渉してくる恐れがあるため，もし本当に自分自身を傷つけたいという願望を持っているという確信があるのなら，すぐに専門家の助けを求めてください。

加害強迫症によく見られる強迫観念としては，このようなものがあります。

- 突然他人や自分自身を叩いたり攻撃してしまったりするのではないかという恐れ
- 頼っていたり，愛している対象を傷つけてしまうのではないかという恐れ（生まれたばかりの我が子を傷つけるのではないか，など）
- 暴力的な考えに適切に対処できないのではないかという恐れ
- 誰かを道路につき飛ばしたり，自分自身が窓から飛び降りたりすると

いう悲惨な結果を引き起こす行動に対する衝動をコントロールできないのではないかという恐れ
- 人に危害を加えるような考えに圧倒され，そのプレッシャーから解放されるために実際に行動に移してしまうのではないかという恐れ
- 無意識に暴力的な行動を取って，それを覚えていないのではないかという恐れ
- 何かを洗い忘れたり消し忘れたりしたせいで，悲劇を招くのではないかという恐れ
- うっかり誰かに毒を盛ってしまうのではという恐れ
- 運転中，誰かを轢いてしまうのではないかという恐れや，轢いたことに気づかずに，警察に追い詰められるのではないかという恐れ
- 説明できないような人格の変容が起きて，人を傷つけるような考えを楽しんで持つようになったり，実際に行動に移してしまうのではという恐れ

　前述のような強迫観念があるかどうか，チェックしてみましょう。また，その他にあなたが心配している人を傷つけるような強迫観念があれば，下の空欄に書き出してみましょう。

_____

_____

_____

　加害強迫症によく見られる強迫行為としては，このようなものがあります。

- 人を傷つけるような考えを引き起こすような人やもの，場所，マスコミなどの情報を避ける
- 人を傷つけるような考えがうっかり実行できてしまうような状況を避ける（子どもをお風呂に入れる，など）
- 大変なことをしていないか，しなかったかどうか，証拠を探す
- 誰かを傷つけたり傷つけようとしていないか，自分の考えや記憶を何度も頭の中で検討（精神的レビュー）する
- 強迫行為フラッディング：そんなことを自分はしたいはずがないと確認できるまで，暴力的な行動について想像するように自分自身に強いる
- 思考の中和：暴力的な考えと対照的なこと，例えばポジティブなことなどを無理に考えるように自分に強いる
- 強迫的な祈りや魔術的儀式：望ましくない考えに対して，反復的に祈りや呪文を繰り返す
- 暴力的な考えが浮かんでこなくなるまで，そのきっかけとなった行動を繰り返す
- 運転中に誰かを轢かなかったか，戻って確認する，誰かとすれ違った後で，自分がその人を傷つけなかったか振り返って確認する
- 暴力的な事件を起こした犯罪者について調べ上げて，自分と比較する

　前述のような強迫行為があるかどうか，チェックしてみましょう。また，その他に同様の役割を果たしているような強迫行為があれば，下の空欄に書き出してみましょう。

_____

_____

_____

加害強迫症のアクセプタンス・ツール

　人々は，互いに傷つけ合います。去年だけでも，2つの別々の事件に加害強迫症のクライアントが動揺させられました。それらは，犯人が安全だと想定されていた場所に押し入り，説明もなく無差別に男性や女性，子どもまでも射殺した事件でした。暴力的で悲惨な考えを意識しておくことは，一般的であるというよりむしろ，非常に本質的な部分でもあるのです。暴力的な考えは，好むと好まざるに関係なく，人間に自然に備わっているものです。ですから，暴力的な考えがあるから加害強迫症になるのではなく，強迫症が暴力的な考えについてどうしてそれが存在するのかを考えるよう強いるために起きてくるのです。とは言え，「**僕には脳があって，何でも考えられるからこんな暴力的な考えも浮かんで来るんだ**」とは考えられません。強迫症はあなたに仮定ではなく，保証を求めるのです。そんなことは不可能だというのに。

「普通の考えだ」

　愛する人を傷つけたり自殺を考えたりする思考の，どこが**普通**だというのでしょう？　このことを考える際には，まずは"思考"というものが実際は何を表しているのかをはっきりさせた方がいいでしょう。思考とは，精神内界での出来事です。私たちが説明に使うのは，脳内の化学物質の反応と，私たちがそれに気づくかどうか，という例です。まず，化学物質の反応があって，それが**何か**を引き起こします。そうすると，私たちはそのことに気づき，"思考"と名付けます。"正常か異常か"という批判は，どのように心がその思考を**判断**したか，ということと，それに伴いどんな行動をとったかということにのみ使われるべきです。思考自体は，言葉や心の中のイメージでしかありません。何か客観的な出来事や事象ではないものを，どうやって正常と判断すればいいのでしょう？

マインドフルネスは，こういう時に効果的です。まずは，人を傷つけるような考えの存在を受け入れるところから始めます。そういった考えが**生じた**ことを受け入れるというのは，そのような危険な考え**自体**を許容することとは異なります。これは，簡単なことではありません。Frederick Aardema と Kieron O' Connor（2007）は，自分自身を「～かもしれない」という視点を持つことと，「～である」と確信してしまうことの程度には，その体験の強度が影響するのではないかと示唆しました。人を傷つけるような考えを持っていることで，自分自身が望ましくない，不合理な人間であるというように思えて苦しんでいるうちはなかなか難しいでしょうが，それではいつまでたっても強迫症の支配から逃れることはできません。

練習

あなたの加害強迫症を軽減するに当たって，どんな思考，感情，身体感覚，その他の"自分の内側からの情報"をマインドフルに受け入れる必要があると思いますか？

_____

_____

_____

加害強迫症のための瞑想のコツ

日々の瞑想は，たとえ1, 2分の短いものであったとしても，加害強迫症の苦痛を緩和するのに効果的です。考えが浮かんだり消えたりするままにしておくと，強迫症はしょっちゅうあなたを妨げるようなイメージとともに襲い掛かってくるでしょう。あなたが瞑想を続け，そのイメージの存

在を受け入れようとすると，強迫症はおそらくより悲惨なイメージを思い浮かばせてきます。例えば，誰かを傷つけるような考えは，ただの考えでしかないと理解していても，呼吸に集中し直そうとすると，考えは被害者のイメージやその他の恐ろしいイメージとして現れてくるのです。そのようなときこそ，深呼吸を続けることに専念しましょう。恐ろしい考えが息とともに，出たり入ったりするようなイメージです。無理にそのような考えを追い出そうとするのではなく，正常か異常かなどを考えずに，あるがままに受け入れましょう。「**暴力的なイメージが来たな。これは，僕の頭の中にあるんだ。こんな恐ろしいことを僕はしてしまうのか？ そんなことないとか，そんなのは僕じゃないとか，はっきりさせたいな。大丈夫，これは考えだ。また後で考えることだってできる。とにかく今は，息を吸って吐くことに集中しよう。もしまた恐ろしい考えがやってきたって，大歓迎だ。ただ，今はそれについて何もする必要はないさ**」

このように考えられるようになると，徐々に避けることや無責任や恥を感じることに慣れていく感覚を得られるでしょう。同様の方法を試してみてください。あなたの身体のどの部分に感じられますか？ その部分に息を送り込むイメージで呼吸をして，つらい考えをそのままにしておきましょう。瞑想は快適さを求めるものではありません。現在にとどまるための方法なのです。

加害強迫症のアセスメント・ツール

加害強迫者は，浮かんでくる考えは"今後起きるかもしれない暴力的な出来事の潜在的な危険のサイン"を表すものとして，もしくは"過去の悲惨な出来事を思い出すためのきっかけ"として生じると考える傾向があります。あなたがその考えに打ち勝つことができると思ってしまうことが，最も重大な強迫観念傾向なのです。言い換えると，もしあなたが今までもこれからも決して誰かを傷つけないと信じることができれば，このゲーム

はあなたの勝利です。しかし，ゲームにはいたずらがしかけられています。なぜなら，そんなことは証明できっこないからです。強迫症は，絶対に得られない感覚をさも得られるのではないかと認知を歪ませているのです。

どのようなタイプの強迫症であっても，"0か100思考"は一番見られる考え方です（例えば，「**正常な人だったら暴力的な考えを持つはずがない**」など）。もう一度思い出してみましょう，暴力的な考えを持つことは正常であるばかりか，そういった考えを**持っている**ことは大した問題ではないということを。また，ポジティブな側面を見られなくなる，ということもよくあることです。たとえ過去に暴力をふるったことがあるとしても，それは現在の暴力的思考とは関係ありませんが，私たちが会ってきた加害強迫者たちはむしろ，殴り合いをしたこともない人が多数でした。普段は，今まで暴力をふるったことがないことに安心していられるのですが，何かきっかけがあると，その安心は霧散し，「今回は違うぞ」と強迫症が言ってくるのです。

加害強迫症は，いつその考えに"ぶつかる"かという不安を抱えた生活を強いてきます。「僕は犯罪を犯すに**決まっている**」「今まさに殴ろうとしたのではないか」など，罪悪感や狂気といった感情に近いものを，リアルに感じさせます。しかし，感情は事実ではありません。だからこそ，「**うん，僕はこういう考えが浮かんでくると不安になるな。これは，強迫症が僕に今まさに行動に移そうとしていると思わせるからだ**」と強迫症が話しかけてきたときに，感情的な意味づけに注意する必要があります。

もしあなたが加害強迫と苦戦していたら，どんなことでも人を傷つけるような考えと結びつけてしまうこともあるかもしれません。例えば，あなたが渋滞に巻き込まれてイライラを感じている時に，暴力的な映像を思い浮かばせるような。また，「**人を傷つけるようなことを考えている時に娘のいる方向に手を伸ばしたということは，今まさに彼女を傷つけようとしていたんだ**」などと，身体の動きを強迫観念と結びつけてしまうこともよ

く見られます。

　有名な連続殺人犯など，あなたが怯えているような人と自分を比べてしまうことにも注意が必要です。強迫症は，あなたとどんな凶悪な人との間にも共通点を見つけることができるので，その度にあなたは自分自身を凶悪だと感じてしまうでしょう。このような歪んだ比較は，あなたの回避や強迫的なレビューを引き起こしますが，それは強迫症を強めることにしかならないのです。

　どのようなタイプの認知の歪みが，あなたの加害強迫には最も目立ちますか？

_____

_____

　加害強迫を厄介なものにしている理由の一つに，その思考に意味がないことはわかっていても，何事に対しても無力と感じてしまうことがあります。それはまるで，「**これは本当じゃない！**」と叫んでいるあなたに対し，「**本当は知っているだろ？　だってお前は邪悪なんだから**」と低く圧倒するような声が頭に語りかけてくるようなものです。しかし，実際のところ理性的な声がどこかに埋まっているということは，そこに近づき，掘りだすことができるということでもあります。強迫症の声のボリュームに勝る，理性的な声を得ましょう。

練習

　例を見ながら，あなたが人を傷つけるような考えが生じた状況の自動思考の記録をしてみましょう。

自動思考の記録サンプル	
誘因 何が苦痛・不快を引き起こすか？	自動思考 強迫症は，何を言っているか？
キッチンで食事の支度をするために包丁を使っている。	この包丁をつかんで，誰かを切ってしまうかもしれない。私は包丁の近くにいると危険だから，誰かに代わりに野菜を切ってくれるよう頼まなくちゃ。

　加害強迫症の治療で重要なことは，客観的思考はいわゆる**ポジティブシンキング**とは違うということです。客観的思考というのは，自分が知らないことを認め，確かめようがない状況を楽しめることです。何も悪いことが起きていないということを証明しようとすることは，また別の自己再保証強迫行為や精神的レビューを引き起こす理由となるのです。加害強迫症の認知再構成において重要なことは，その考えが何を意味するのか，重要なことなのかどうか定かではないときにでも，あるがままに受け入れることなのです。

加害強迫症のためのアクション・ツール

　曝露は，反応妨害（response prevention）も同然のため，初期の段階では強迫的な反応が自身で耐えられるくらいのレベルのものから取り組んでいくのがいいでしょう。それが，この章を今読んでいることだったとし

> **対抗手段**
> 歪んだ思考の代替は何か？
>
> そう，これは包丁。包丁は，切るために使う道具。それに気づいたからといって，誰かを切ってしまうということではないわ。私が気づいているのは，強迫症のことだけじゃないわ。この状況を避けたいとも強く思ってる。だって，こんな風に感じていたくないんだもの。でも，この感情を乗り越えるためには誰かを巻き込んじゃダメね。

ても，恥ずかしがってはいけません。この章を読んでいるということが曝露なのは本当です。そして，読み続けているということは反応妨害なのです。あなたは既に始めているのですよ。

加害強迫症のための実生活曝露反応妨害法

汚染強迫症と同様，回避していたものを見つめるところから始めてみましょう。例えば，あなたはすべての包丁を取り出して手の届かないところに置いているかもしれません。なぜなら，突然精神病的破綻をきたし，その包丁で人々を傷つけたくなるかもしれないという不安を感じているからです。そうだとしたら，まずは包丁をそれぞれ元にあった場所に戻しましょう。そのことに耐えられるようになったら，今度は一人で包丁を使って食べ物を切ってみましょう。それもできるようになったら，次は他の人のいる前で包丁を使って食べ物を切ってみましょう（もし自傷の不安があるようだったら，順番は逆になります）。

この曝露反応妨害法の初期段階では，ネット上や声掛けによって安心感を求めることを取り除く必要もあります。家族にも，強迫症について学んでもらいましょう。家族にしてみればしつこいと感じるかもしれない保証を求める質問について，本人がとにかく苦しんでいて，その苦しみをどうにか減らすための必死の手段であるということを理解してもらいましょう。そのうえで，強迫行為に立ち向かうため，保証は控えてもらうことが大切です。

症状の強さによっては，引き金となる言葉に曝露することから始めるのもいいでしょう。「殺す」「殺る」「ひき逃げ」「殺人」「刺す」「叩く」「悪質な」「残虐な」「躁的な」など。「彼女」や「車」，街の名前など，あなたのきっかけとなるような言葉も含むかもしれません。

> **練習**
>
> 取り組む準備ができたと思ったら，下の空欄を使って引き金となる言葉を書き出してみましょう。
>
> _____
>
> _____
>
> _____

　より高いレベルの不快に直面できる準備ができたと感じたら，殺人やその他の暴力にまつわるTVのニュースや新聞記事を見たり読んだりするといいでしょう。大事なことは，そういったニュースや記事に触れている間に，自分がそういった犯人とは異なるということを証明したいという衝動に耐えることです。自分は安全であるということを証明しようとすれば，それは曝露には逆効果なのです。強迫的に自分を保証するのではなく，その不愉快さを抱えたままでいることを選びましょう。「**そうだ，僕は今記事を読んでいる。その記事は，ある人に起きたことだ**」と，あるがままの状態から始め，もし先に進めそうだったら，強迫症により直接的に同意してみましょう。「**そうだ，これは僕だ。僕が完全にこういうことをしようとしているんだ**」と。

　曝露反応妨害法を続けていると，サイコキラーについての恐ろしいニュースは，「恐ろしいことをした人についての記事」という，元々の状

態に戻っていきます。それでも，たまにはあなたがまたしていない罪の不吉な予兆に見えてしまうこともあるかもしれません。もしそう考えてしまったときでもそれは脅しや事実ではなく，単なる思考と感情だ，ということを覚えておきましょう。

強化

　より高いレベルの曝露としては，例えばホラー映画や連続殺人犯のドキュメンタリーを見るなどが挙げられます。特にその内容があなたの恐怖と共鳴したとき，強迫観念が強まったり，保証を求める気持ちが高まったりすることもあります。

　下の空欄を使って，あなた自身の曝露階層表を作ってみましょう。どんなもの，人，場所を避けていますか？　どんな風に保証を得ようとしていますか？　心の中で行われている儀式（ラベリングや拒絶など）はどのようなものでしょう？

_____

_____

_____

加害強迫症のためのイメージ曝露

　加害強迫症は，不合理な思考や感情の精神的レビューがしばしば関わっているため，強迫観念を打ち負かすにはイメージ曝露が重要になります。もし，今はそんなことを考えられないと思っても，自分を批判しないでください。しかし，もし加害強迫と戦う準備ができていると思ったら，以下の質問に答えてみましょう。

　加害強迫症のための良いイメージ曝露のシナリオは，"人殺しとしての

本性"が顔を出すのではないかという考えにふと襲われるようなところから始めるのが一般的です。そこから，実況中継のように暴力行為について考えていきます。本当に殴らないでいいですけれど。

　もしあなたの不安が現実のものとなったら何をしてしまうでしょうか？

_____

_____

　あなたがしてしまったことについて，周りの人や世間はどう関わってくると思いますか？

_____

_____

　自分がやってしまったことに気づいたら，どんな風に感じると思いますか？　自責の念やショックは感じそうですか？　それともそれを喜ぶ人になってしまいますか？　そういう感情に対し，あなたはどう振る舞いますか？

_____

_____

_____

その後一緒に暮らしている愛する人は,あなたのことをどんな風に考えると思いますか? 世間はあなたをどう思いますか?

_____

_____

_____

あなたの人生は,どのように終わりを迎えるでしょうか? その後何が残るでしょうか?

_____

_____

_____

　すべて書けたら,強迫症と戦うためのよい曝露シナリオが完成しました。これを読むことを通して,あなたが引き金を目の当たりにしても強迫行為を行わずにいられることを脳に示すことができます。最終的には,その他の曝露反応妨害法と同様,シナリオは考えを描写するための言葉であり,脅威ではないという体裁を取り戻すでしょう。読んでいる間は,自分自身の落ち着かなさの程度を観察し,慣れるようにしていきましょう。

「こんなことを考えてたら,余計に悪くなるよ!」

　このようなシナリオを見ると,悪化したらどうしようという心配を持つ

かもしれません．これは，どのようなタイプの強迫症においても見られる不安です．この，シナリオ（もしくは，曝露）によって変えられてしまうという考え自体が，考えと感情をまとめて一つの問題としてしまう強迫症の問題なのです．加害強迫者にとっては，攻撃的な考えは汚染物質です．その考えを持ったままでいるというのは，その邪悪さに徐々に侵されてしまうことを意味します．汚染強迫者が公衆トイレで重篤な病気がうつってしまうことを恐れるのと同様，加害強迫者は人を傷つけるような考えに触れると，自身がモンスターと化してしまうのではないかと考えてしまいます．曝露療法は，このファンタジーが現実には起こらないということを証明するだけではありません．考えと感情のつながりを再定義し，コントロール不能なものをコントロールしようとすることから自由になり，実際の行動という**コントロール可能**なものに取り組むためのエネルギーを守ることを目指すのです．

荷が重すぎる！

　もしあなたが加害強迫症にかなり苦しめられているとしたら，考えを受け入れたり曝露課題に取り組んだりというのは，荷が重すぎるかもしれません．今のあなたは，起きている間の大部分の時間を，次に眠れるまでどのくらいかを数えているかもしれません．寝ている間は考えなくてすみますものね．だからといって，あきらめてはいけません．確かに，曝露はしんどい作業ですが，あなたはしんどい作業をやれる人ではないかと思います．なぜなら，今までのあなたは「どうしたの？」というようなあなたが答えられない問いを同僚や家族から言われないように必死で"健康そうに"見えるように毎日頑張ってきたのですから．

第10章

性志向強迫症(HOCD)

　性志向強迫症の有病率は，低く見積もられがちです。Monnica Williams と Samantha Farris（2011）は，強迫症者の 8% が現在自身の性志向に囚われていると感じていて，11.9% は今までにそういった症状があったということを明らかにしました。問題となるのは，人々の性に関する考え方があまりにさまざまであるため，そのことについて話すことを避け，治療を受けようとしないことです。

　性志向強迫症は，しばしば **H強迫症**（HOCD：H はホモセクシャルの意）や，**ゲイ強迫症**と呼ばれます。性志向強迫症は異性愛者にも起こりますが，同性愛者が「異性愛者であるべきだ」という強迫観念にしばしば悩まされてしまうので，そのように呼ばれるわけです。性志向強迫症者は，自分自身の性志向に確信が持てなくなり，本当に魅力的と感じる相手との健康で温かい関係性が築けなくなるのではないかという不安を感じています。強迫的不安は，どちらかの性志向でないばかりに，落ち着かなさを感じたまま生活をしなくてはいけないのではないかということに根ざしています。

　性志向強迫症によく見られる強迫観念としては，このようなものがあります。

- 元々の志向と異なる考えが生じたために，自分はもはや別の性志向を持っているのではないかという不安

- 自分の性志向を否認して生きているのではないかという不安
- 他の人があなたの性志向について誤解しているのではないかという不安
- 厄介な人間関係や，音楽の趣味，性衝動の変化などの生活状況が，性志向にまつわる徴候ではないかと不安になること
- 過去の体験が本当は別の性志向を持っていることを証明するのではないかという不安
- 友達に対して感じる思いが，性的魅力の徴候ではないかと不安になること
- 誰かの魅力に気がつくと，自分がその性別に惹かれているのではないかと不安になること

あなたの性志向強迫症には，どんなものがありますか？

_____

_____

_____

_____

　性志向強迫症によく見られる強迫行為としては，このようなものがあります。

- 性志向がどうだったかを証明するために，今までの体験を思い出す（精神的レビュー）
- 自分が思っている通りの性志向であることの保証を求める（自分自身

に保証を与えることも含む）
- ゲイの隣人やゲイにまつわるマスコミ，ゲイっぽい服装などのさまざまな引き金を避ける
- 同性の人物のことを考えたときに性器に変化がないか，精神的にも実際的にも確認する
- 性志向を確認するようなものを強迫的に用いる（例えば，自分が異性愛者だと確認するために，異性のポルノをいつも以上に見る）

あなたは，性志向強迫症の不安が真実でないことを証明するために，どんなことをしていますか？

_____

_____

_____

魅力とは？

魅力とは，私たちが何かに磁石のように引きつけられる時の心情を表現するときに用いる言葉です。一般的には，私たちが何かや誰かに魅力を感じた時というのは，その対象に近づきたいという願いを持っていると理解します。例えば，魅力的な風景を見たら，そこに行ってみたいと思いますよね。魅力的な人を見たら，なかなかその場から立ち去ることもできないかもしれません。それは時には**「私もあんな風にスタイルがよかったらなぁ」**という嫉妬を引き起こすこともあるかもしれませんし，ただ**「あんな魅力的な人をつくるなんて，神様もいい仕事するね」**と肯定的に受け止めることもあるかもしれません。強迫症は，このようにさまざまに感じる

魅力を，すべて性的魅力と勘違いさせるように仕向けてきます。性的に交わりたいと思わずに魅力的と感じることがあるという可能性を，強迫症は考えられなくさせてしまうのです。

性志向強迫症のアクセプタンス・ツール

　もしあなたが性志向強迫症に悩まされていたら，"受け入れる"という言葉自体が引き金になりうるでしょう。**あるがままに受け入れるということは，頭に浮かぶことすべてを受け入れるということではありません。「恐れているのは，私がそれを恐ろしいと思っているからだ」**と考えるのでもありません。あるがままに受け入れるというのは，「**お，見てみろよ。こんな考えも浮かんできたぞ**」と言うようなものです。もしあなたが強迫症なら，強迫観念を持っているはずです。もしあなたの強迫観念が性志向にまつわるものなら，性志向に関する考えがあるというだけです。重要なことは，考えが**生じた**ことを認める程度の問題でしかないということです。

　強迫症は，別の性志向を持つべきでないというかもしれませんが，その考えは存在するのです。一度もそんな考えを持ったことがない，と言う人は嘘をついているのでしょう。それは決して，彼らが潜在的にはゲイであるからというわけではありません。"ゲイ"という言葉を知っているのだから，"ゲイ"という考えを持ったことがあるというわけだからです。性志向強迫症とそうでない人の違いは，そういった思考を何か別の意味があったり個人的なことと結びつけるかどうかということなのです。ですから，その思考自体の存在を消し去ろうとすることはうまくいきません。その代わりに，多様な性にまつわる考えが起こるということ，それは脳や心の仕組みとして当然であることを受け入れることができれば，自分自身を治療することができます。強迫症ではなく，**あなた自身**が適切だと感じられることが重要です。

性志向の不確かさ

　強迫症に言わせれば，はっきりせず落ち着かないままでいることを受け入れることはとても大変なことです。性志向には本来的に備わっている不確かさがあるということを受け入れるということは，特に分析モードになっている時こそ不安を感じるものです。マインドフルネスでは，ある考えや感情，身体の感覚が自分に生じていることを，あるがままに見つめることを勧めます。もちろんそれは居心地の悪さを喚起するものでもありますが，それを知性化したり何を意味しているのか分析したりせずにあるがままに認め，受け入れることが大切なのです。その他の望まない思考同様，怯えを掻き立てる可能性はありますが，それは証拠があることとは別の話なのです。性志向強迫症は，あなたが自分自身について持っている考えを脅かしてきます。不確かなことに怯えるということは，それに怯え続けることにしかならず，強迫観念や強迫行為が増えてしまうだけなのです。疑わしいと思ったことを変えようとせずにそのまま受け入れられれば，その疑惑はどこかに**行ってしまいます**よ。

練習

　あなたの性志向強迫症を軽減するに当たって，どんな思考，感情，身体感覚，その他の"自分の内側からの情報"をマインドフルに受け入れる必要があると思いますか？

___

___

___

___

性志向強迫症のための瞑想のコツ

性志向強迫症に対するマインドフルネストレーニングの一つとして日常的に瞑想の時間を持つと，強迫症が望ましくない性的なイメージや"ゲイ"かもしれない予感，性器などに生じるそれらにまつわる身体感覚について調べたり解決したりする思考にあなたを引きずり込もうとすることに気づくでしょう。強迫症は，それらは重要なことで，重要視しないことこそ**否認**であると囁いてくるでしょう。そんな時こそ呼吸に集中しましょう。頭の中で起きている過程を観察するために，短い間でも自分自身から視点を移しましょう。そして，こんな風に自分に言い聞かせます。「**思考や感情が生まれた時，僕はそれを"ゲイ"と結びつけてしまってどうにかしたくなってしまうというのがパターンだな。どうにかしたいという衝動を放っておいて，呼吸に戻ることにしよう。その衝動は別にあってもいいけど，僕の瞑想の時間は勝手に使わせないぞ**」というように。もし，否認しているのではないかと感じたら，その感情も瞑想に取り込みましょう。否認と呼んでいるものであっても，息と一緒に吸い込みましょう。強迫的にそのことについて考えるのでなしに，呼吸とともに身体に行き渡らせましょう。問題の解決法がないということと，問題にしない，ということは別物です。瞑想中に問題解決の方に囚われてしまったら，まずはそのことに気づき，また現在に戻る練習を再開しましょう。

性志向強迫症のアセスメント・ツール

自分の性志向を**証明**しようと精神的なエネルギーを使うことは，結局思考が重要であるという誤解を生じさせます。そうすると，あなたの性志向についても疑う理由があるということになってしまうでしょう。強迫症の挑んでくる戦いに騙されてはいけません，その戦いにあなたの勝ち目はな

いのです。

性志向強迫症は，**ほんの少しでも別の性志向について考えることがあるならば，それはあなたがそちらの性志向を持っているからに違いない**という白黒思考に駆り立てていきます。このタイプの強迫症は，歪んだ思考をさらに破局的なものにしてきます。例えば，**「もし僕がこの考えを分析せずに放っておいたら，きっと僕の性志向は変えられてしまうだろう。そうなったとしたら，もう人生の終わりだ」**のように。

いいことがあったとしても，それを取り上げてしまうのが性志向強迫症です。例えば「**今までは女の子にしか魅力を感じてこなかったけど，今日ジムで男の腹筋が気になったんだから，やっぱり僕は今ホモセクシャルなんだ**」というような歪んだ信念を使って。「**同性の友達といる時に居心地の悪さを感じるんだから，僕はゲイに違いない**」「**たった今デートしている相手に性的魅力を感じないんだから，それはやっぱり僕がゲイってことだ**」などと考える背景には，事実や気分的理由付けと居心地の悪い感覚とを混乱しているということもよくあります。

周りの人があなたの性志向について考えているのではないかと思ったり，あなたの性志向についての確信があるから特定の行動を取っているのではないかなどと，読心術や自己関係化も，性志向強迫症ではよく見られます。

どのような認知の歪みが性志向強迫症の引き金を分析したり避けたりすることをあなたに強いてきますか？

_____

_____

_____

自動思考の記録サンプル

誘因 何が苦痛・不快を引き起こすか？	自動思考 強迫症は，何を言っているか？
映画で同性同士のキスシーンを見る。	映画を見た時に変な気持ちになったということは，僕はゲイということだ。だから，これが普通のことかどうか，過去には同じようなことがなかったかどうかということを，僕は確かめなきゃいけない。

練習

例を見ながら，性志向強迫症思考の引き金となるような状況の自動思考の記録をしてみましょう。

性志向強迫症のためのアクション・ツール

　性志向強迫症の曝露反応妨害法について，ゲイであることの不安を乗り越えるためにはホモセクシャル的な行動を取らなくてはいけないと感じて心配しているかもしれません。これは，不安への曝露の重要な点を見逃しています。性志向強迫症の不安は，同性とのセックスをしてしまうことへの不安ではありません。望んでいない，あなたの人生を損なうような力を持っていると感じる考えや感情，身体感覚にこだわってしまうことへの不安なのです。望んでいないことについて，あなた自身の中で起きている不安ということでもあります。ですから，不安を乗り越えるために今まで

持ったことのないような性的関係を**試してみる**というのは，逆効果になることが多いのです。言い換えれば，**したいことをしなさい**，ということです。あなたにとって，自然で楽しいと感じる性的行動をしたいのであれば，それをした方がいい，ということです。ただし，それが強迫症に応えるような行動だとしたら，控えた方がいいでしょう。

対抗手段
歪んだ思考の代替は何か？
性的イメージは性的な感覚を起こさせる。過去を振り返ることは，僕をもっとそのことにこだわらせるだけだ。僕は，意味のわからない考えでも，そのまま受け入れなくちゃいけない。今すぐにゲイかストレートかなんて，わからなくていい。今僕はそれをはっきりさせたいという衝動を持っているけれど，今僕がしたいのはこのポップコーンを食べることだ。

性志向強迫症のための実生活曝露反応妨害法

　別の性志向の考えや，自分が思ってもいないような人間なのではないかという不安に曝露することは，さまざまな形で行うことができます。強迫症は，ある特定の考えについて，危険だから考えるべきではないと言ってくるかもしれません。しかし，理性的なあなたの部分は，性志向というあなたの望ましくない考えに取り組む際の強迫症のいじめに立ち向かい，なぎ払う力を持っています。曝露反応妨害法は視覚的な曝露と，状況的な曝露の二つに分けられます。

視覚的曝露

　視覚的曝露とは，典型的には望まない思考を引き起こすような写真やビデオを見ながら，その考えを中和したり，説明しようとする精神的な儀式をしないでいるようなことが挙げられます。効果的に行うために，まずは魅力的な同性の芸能人の写真を見るというようなマイルドな引き金から始

めることがいいでしょう。もはやその写真では不安は生じない，となったら，曝露するものをより性的なものにしたり，もし可能であれば究極的には明らかなポルノを複数回見られるようになるといいでしょう。曝露を効果的に行うためには，それらのイメージに触れる時は，自分に保証することに駆り立てられそうになりながら，それに耐えることができるといいでしょう。もしあなたがそのイメージを**楽しめる**ようなら，それが同時に恐ろしいことであっても楽しんでみるといいでしょう。

視覚的曝露に使えそうなものを書き出してみましょう。

_____

_____

状況的曝露

状況的曝露では例えば，ゲイの隣人やゲイバー，ゲイ用のナイトクラブを尋ねる，"ゲイ"音楽を聴く，カミングアウトにまつわる本を読む，引き金になるようなゲイっぽい服装をする，ゲイの友人と一緒に出かけるなどがよく使われます。覚えておいて欲しいのは，マインドフルネスの目標は，それらの不安な考えや感情，身体感覚を引き起こすような状況で，そこから離れるのではなく，不安に**身を任せる**ことを練習することなのです。

状況的曝露で使えそうなアイデアを書き出してみましょう。

_____

_____

性志向強迫症のためのイメージ曝露

　これらの曝露の目標は，順を追って意図的に望ましくない思考によって引き起こされる不安を喚起し，そのような考えがあっても耐えられることを脳に示すことです。逆に，強迫行為はあなたが居心地の悪い状態を耐えられないと示してきます。性志向強迫症のイメージ曝露に進む準備が整ったら，以下の質問を使って考えてみましょう。まだ準備ができていなければ，強迫行為のリスト作成に戻り，避けているものを見つけましょう。イメージ曝露は，あなたの中では最も取り組むことが困難だと感じられているかもしれません。あるがままの状態を保てなくなるのではと思う状況に，無理してチャレンジすることはありません。

　強迫症の言うことに同意して，異なる性志向を持っているということを口に出すことはどんな感じがしますか？

___

　考えていたことが今現実になりました。さあ，どうしますか？　誰に一番最初に伝えますか？　どんな風にその人には言いますか？

___

　あなたがカミングアウトした時，どんな風に反応されると思いますか？

___

新しい人生で性的パートナーや恋人を得るために，どんなステップを踏みますか？

_____

_____

　どうやって相手を見つけますか？　性的にも親密になるために，どんな手順を踏みますか？

_____

_____

　性行為ではどんな風に振る舞いますか？　それはどんな風に感じられるでしょう？

_____

_____

　その後，あなたの精神世界はどんな風になると思いますか？　あなたの未来の行動にどんな影響がありそうですか？

_____

_____

長期的にはどんな結果がありうるでしょう？　新しいパートナーと年を重ね，幸せな最期を迎えるでしょうか？　それとも，悪いことが立て続きに起き，孤独に最期を迎えるでしょうか？

_____

_____

_____

_____

　前述の質問を読むだけで十分な曝露になっているので，あまり自分を追い込まないでください。不安に正面から向き合うことは簡単なことではありません。曝露反応妨害法の間は，精神的な儀式をせず，強迫症が投げ込んでくる考えや感情をあるがままに受け入れることに意味があります。より徹底的な曝露反応妨害法では，考えを受け入れるだけではなく，積極的に認めていくことが求められます。不安の周りを恐る恐る歩いているのではなく，頭から不安に飛び込んでいくようなイメージです。性志向にまつわる曝露を考えるためのどのような取り組みも，自らの性志向について再考することが必要になります。言い換えると，もし性志向についての確信を求めての強迫観念を止めることができれば，あなたの頭は性志向に確信などなくても大丈夫なのだということを学習することができるということなのです。

第11章

小児性愛強迫症（POCD）

　加害強迫症と性志向強迫症のそれぞれ最悪のものを組み合わせた，子どもを性的に傷つけてしまうのではないかという強迫観念は，あらゆる点で生活を邪魔してくるでしょう。そういった考えはあなたに嫌悪感を引き起こすでしょうし，伴って生じる身体感覚は一生経験したくなかったものに思えるでしょう。そして最もつらいことに，それは人には言えないのです。このタイプの強迫症を何人も診てきたのでなければ，強迫症の専門家であってもあなたが何を言っているか理解するのは難しいでしょう。友達や恋人，誰であっても，あなたが子どもに猥褻な行為をしたいと思っているようだとか，そういった望まない侵入思考を持っているようだと打ち明けることはできないでしょう。なぜなら，それがどんなことかもわからないし，本当に望んでいないのかどうかの証明もできないのですから！ 隠された"本当の"あなたを精神分析家の面接室で見破られてしまったら，神様の罰が下るかもしれない！ 強迫症は孤独を伴いやすいものですが，最も壊れやすく純粋な対象に向ける最も汚らわしい考えという枷は，何よりも打ち明けられないと感じられるでしょう。しかし，小児性愛にまつわる強迫症の不安は実は比較的よくあることで，治療も他の強迫症に比べて違いがあるわけではありません。自らの考えに対する反応をコントロールすることを目指す，という意味では同じなのです。

　小児性愛強迫症によく見られる強迫観念としては，このようなものがあります。

- ある日突然精神がおかしくなって小児性愛者になってしまうのではないかという不安
- 子どもを不適切なやり方で触ってしまうのではないかという不安
- 小児性愛者であることを認めたくない不安
- 子ども時代のトラウマによって，子どもを虐げる加害者に自分がなることは決定づけられているのではないかという不安
- 侵入思考のせいで，子どもとセックスしたいという願望が強まってしまうのではないかという不安
- 他の人に自分が小児性愛者だと思われるのではないかという不安

あなたの小児性愛強迫症はどんな形で出てくるでしょう？

_____

_____

_____

小児性愛強迫症によく見られる強迫行為としては，このようなものがあります。

- 子どものいるような場所をすべて避ける（子どもと2人きりになるような状況は特に）
- 引き金になりそうなメディアを避ける（子ども服のカタログ，小児性愛者に関する新聞記事など）
- 子どもが近くにいるときに自分がしていた行動すべてを精神的レビューする
- 小児性愛強迫症によって搔き立てられる不安に対し，過去の性体験を

精神的レビューすることで安心しようとする
・子どもが近くにいるときの鼠蹊部の反応を，精神的，身体的に確認する
・性や子どもに関するすべての思考について，それが適切かどうかを考える

　あなたは，小児性愛強迫症の不安が真実でないことを証明するために，どんなことをしていますか？

_____

_____

_____

小児性愛強迫症のアクセプタンス・ツール

　覚えていて欲しいのは，あなたは脳をコントロールすることはできないし，脳から送られてくるシグナル（サインではないことに注意！）を受け取っているだけということです。"思いもよらない"と通常呼ばれていることのイメージすら頭に浮かぶことがあるのですから，これは真実です。

　どのようなタイプの強迫症であっても，マインドフルネスを使う際に覚えておいてほしいのは，考える内容は究極的にはいつもバカバカしいものなのです。"子ども"や"セックス"など，どんな考えだって生じるのです。小児性愛は実在するのです。これらはわかりきったことではありますが，恐怖と結びつくとそうは思えなくなってしまうのです。マインドフルネスでは，隠された意味やサイン，兆しなどを突き詰めて考えたりはせず，その考えが生じたままにしておくことが求められます。その他の性や

第 11 章　小児性愛強迫症（POCD）　173

　危害にまつわる強迫症と同様に，小児性愛者ではないかという強迫的な不安は，あなたの繊細さへの突然の攻撃のように思えるでしょう。繊細さとは，その不安になるような考えを理解したり無効にしたり，消したりしたいという，自動的に生じる衝動のことですが，強迫的な不安の前では圧倒されてしまいます。

　小児性愛強迫症に見られる侵入思考のタイプは，実際にはよくみられるものです。しかし，強迫症はそれらを意味もないのにより大きく強くしてしまうのです。水着を着ている子どもを見た人は，**"子ども"** と **"水着"** の二つを考えるでしょう。**水着**という考えは，**ビキニやビーチ**を連想する引き金になるかもしれません。ビキニやビーチは，**セクシー**や **Sports Illustrated swimsuit**（水着モデルコレクションアプリの名前）**の雑誌**といった考えの引き金になるかもしれません。もしあなたが小児性愛強迫症に苦しんでいるならば，**子どもとセクシー**という二つの刺激が同等にされ，同じ考えと捉えてしまうでしょう。そうすると，二つの考えが直接結びつくように思われ，小児性愛者の思考を経験しているように思ってしまうのです。その理解は恐ろしいものなので，おそらくあなたは何らかの回避や抵抗を取ろうとするでしょう。

「小児性愛者がどんな風に考えるのか知らなくてはいけない」
　このタイプの強迫症によく見られる信念は，自分がそうでないという確信を得るために"本物の"小児性愛者がどんな風に考えるのかを知る必要があるというものです。なぜなら，強迫症者にとってこのような考えは悩ましいもので，そうであるがゆえに調べて詳しくなりたいと思ってしまうのです。小児性愛者の由来を知り，自分はそんなことを楽しめる人間ではないということの確信を得たくなってしまうのです。これは，マインドフルネスを行ううえで難しい挑戦です。なぜなら，調査を通してはっきりとした確信が得られてしまうからです。この調査は，インターネットの情報から学術的なものまであるでしょうし，あなた自身の過去の性体験を振り

返り，自分は安全な人間だという証拠を掘り起こすこともできるでしょう。しかし，そこに強迫症の罠があります。どれだけの証拠があれば子どもを性的に傷つけてしまうのではないかと恐れる人物と，そういったことを望む人物との明らかな違いを証明することができるのでしょう。そうすると，はっきりとした差がないことに不安になり，自分が"潜在的な小児性愛者"なのではないかということに苦しむことになるのです。

子どもが気になっていることに気づく

　しばしば，成長期の身体の変化に気づくことが，子どもが気になりだすきっかけになります。言い換えると，引き金は**大人**の特徴であり，子どもの特徴ではないのです。強迫症は，性的に発達した**身体**を見れば自然と起きる性的な考えを，望ましくない考えの方に**歪めて**しまいます。そうすると，性的にふさわしくない幼い相手と性的に関わりたいと思っているのではないかと誤解してしまうでしょう。ですから，小児性愛強迫症にマインドフルネスを用いて取り組んでいくときに，まずは引き金が健康的なものだと理解しましょう。胸や体型の変化など，思春期後半の特徴に反応するのは**普通**のことです。しかし，強迫症によってそれは何か不吉なものに突然変異させられてしまうのです。

　小児性愛強迫症の侵入思考をあるがままに受け入れるということは，居心地の悪さが喚起させられるような考えを見つめ，どのような身体感覚が生じてもそのままにしておくということです。その思考についてラベル付けや批評，脚注を付け加えることはしません（例えば，「**これは悪い考えだ。でも，強迫症のせいだから，そっとしておこう**」）。これは，末端の思考と呼ばれています。恵まれていることでもあり呪いでもあるのですが，あなたは広く思考をサーチし，末端の思考にも注意を向けることができます。それは，性的逸脱や性加害についても同様なのです。小児性愛強迫症に対するマインドフルネスでは，心が受け取ることや脳が示してくることはなんでもそのまま受け入れて，切り離さないようにします。そんな考え

は減らしたいとか，どこかにやってしまいたいと思うようなことも，逆に受け入れるのです。

> **練習**

あなたの小児性愛強迫症を軽減するに当たって，どんな思考，感情，身体感覚，その他の"自分の内側からの情報"をマインドフルに受け入れる必要があると思いますか？

_____

_____

_____

小児性愛強迫症のための瞑想のコツ

小児性愛強迫症のマインドフルネストレーニングのために日常的に瞑想を使うとしたら，まずはあなたの思考と二人っきりになる準備をしましょう。その思考は例えばあなたを不快にするようなものかもしれません。大切な人を傷つけるような考えだったり，恐ろしい気持ちや身体の感覚を伴うようなものだったりするかもしれません。恐怖は自ら招き入れましょう。それは，強迫的な思考に正当性があるからではありません。恐怖は，あなたが今まさに感じている感情だからです。瞑想の練習の根幹にあるのは，あなたが今まさに体験している現在に留まることです。それは，体験したくないことから解き放たれて，代わりにいい体験ばかりできるということではありません。ですから，小児性愛強迫症があなたの呼吸を邪魔にしにきたら，こんな風に言い返してやりましょう。「**オーケー，来たな。イヤな考えだ。この考えは，たぶん大切ではっきりさせた方がいいことな**

自動思考の記録サンプル	
誘因 何が苦痛・不快を引き起こすか？	自動思考 強迫症は，何を言っているか？
誕生日パーティーで，踊る9歳の女の子を見た。	なんて可愛いんだろう，と思ったということは，僕はあの子を誘拐してレイプしたいと思ってるに違いない。

んだろうけど，そうじゃないかもしれないんだよな。今は，こういう考えをそのままにしておく練習をしてるんだ。だから，したいようにやれよ，イヤな考え。でも，俺は今自分の呼吸に集中し直すぞ。その考えが俺にあるっていうことはわかってる，今は，もちろん何を考えててもいいんだから。でも俺は，息を吸うことと吐くことの方を選ぶぞ」

小児性愛強迫症のアセスメント・ツール

　その他の強迫症と同様に，白黒思考や 0 か 100 思考は，最も手強い敵です。それは例えば，「**もし僕がなんだか子どもがセクシーなポーズをしているなとか，おむつを替えたときに触るべきでないところに触れてしまったとか，そんな子どもに関する不適切な考えを抱いたとしたら，僕はモンスターだ**」というようなものでしょう。
　いい面を過小評価することも，小児性愛強迫症にはよくある歪んだ思考

第 11 章　小児性愛強迫症（POCD）　177

です。誰かを傷つけたことも子どもを性的な目で見たことも一度もなく，姪や甥の面倒を数えきれないほどしていたとしても，そんなことはすっかり消え去ってしまいます。強迫症からすると，ある考えを持ったということは，すべてを永遠に変えてしまうように思えてしまうのです。小児性愛強迫症に苦しめられているなら，子どもに関係する場所や子どもがいるところではいつでも選択的抽出も生じるでしょう。例えば，学校の近くの道を通っているときに，子どもがいつ飛び出てくるか，その子どもについて不適切なことを考えてしまうのではないかと，まるで悪夢を見ているような気分になってしまいます。

> **対抗手段**
> 歪んだ思考の代替は何か？
>
> 僕は，"可愛さ"に引っかかりやすくて，それが何か別のものじゃないかと心配になってしまう。もちろん，無意識に何を望んでるかなんてわからないけど，それを明らかにする必要はないんだ。今，僕がしたいのは，この誕生日ケーキを楽しむことだ。ある考えを持つことと，それに関してバカげた行動をとってしまうことは，別物だ。今はこの居心地の悪さを味わいながら座っていよう。ケーキもあることだし。

どんな認知の歪みが小児性愛強迫症によってもたらされていますか？

_____

_____

練習

例を見ながら，小児性愛強迫症思考の引き金となるような状況の自動思考の記録をしてみましょう。

まとめると，小児性愛強迫症の認知の仕組みについて理解することとは，脳や心の働きから生じる仮定をすべて鵜呑みにしてしまっているということを知ることなのです。それらの仮定は基本的に間違っているので，そうした仮定を再構成するということは，いつもマインドフルネスに戻ってくることなのです。強迫症はあなたに子どもを避けさせたり，子どもにまつわるバカげた考えの誤りを見つけさせようとしたり，そんな考えを持ったあなたを罰しようとしてくるでしょう。これが強迫行為であり，強迫行為に立ち向かうためには，その思考が意味することではなく，思考自体を受け入れることが必要になるのです。

小児性愛強迫症のためのアクション・ツール

小児性愛強迫症に苦しめられている人は，進んで治療を受けたがらないことが多いです。それが強迫症だということを知っていたとしてもです。セラピストが強迫症ではないと言い，小児性愛者のための"嫌悪療法"が必要だと言ったら，と考えるだけで固まってしまうでしょう。さらには，精神分析のトレーニングを受けたセラピストに助けを求めてしまうと，子どもに対しての抑圧的な性的感情について話すような不要な試みに何度もあってしまいます。彼らは，あなたが子どもに邪悪なことをしたいと思っているのではないかとどこかで考えているので，洗いざらい話させるのです。ですから，もしあなたが小児性愛強迫症に苦しんでいるのだとしたら，強迫症の専門家以外にはその強迫観念について打ち明けないことをおすすめします。専門的な知識を持たない治療者では，強迫症を強めるような解釈をしてしまい，問題をややこしくする危険性があるからです。これは，あなたの考えが恐ろしいものだから，人から隠しておかなくてはいけないということではありません。あなたの障害には特定の治療法が必要で，そのためには強迫症についての専門的知識がないと，有効ではないからです。適切な治療者について知りたいという方は，この本の第17章を

参照してください。

小児性愛強迫症のための実生活曝露反応妨害法

　強迫行為が安全を感じさせてくれるのに対して，"曝露"という言葉は死ぬほど恐ろしく感じられるため，曝露反応妨害法を行うことがしばしば難しくなることがあるでしょう。**「小児性愛に対する曝露なんて，とんでもない！」**という気持ちにもなるでしょう。もちろん，その他の強迫症同様に，曝露に対する不安は，実際に危険にさらされることとは別物です。小児性愛強迫症に対する曝露反応妨害法は，違法な児童ポルノを見ることや，子どもと不適切なことをするのではありません。強迫症に引き起こされる不確かなものに対する耐性を高め，回避するためにとっている不適切な行動を減らすことが目的です。実生活曝露反応妨害法には，以下のようなものがあるでしょう。

- 自分自身に対して保証することなしに，有罪判決を受けた子どもの性加害者にまつわる記事を読む
- 公園やおもちゃ屋さんなどの子どもがいそうなところに行き，引き金となる考えが浮かぶままにする
- 小児性愛者が出てくる有名な映像を見る
- 子ども服のカタログを立ち読みし，望ましくない考えに反応したくなる気持ちを抑える
- ボランティアでベビーシッターをする

　小児性愛強迫症と戦う中で，どんな引き金となる状況がありうると思いますか？

曝露反応妨害法のどの段階でも，実際に何か性的な行動を起こしたり，子どもを傷つけるような危険性のあることは行いません。しかし，今までしていた引き金を回避するようなことをやめると，マインドフルに受け入れることが非常に危険に感じられることもあるかもしれません。

思い出してほしいのは，それは危険だと感じる思いでしかなく，強迫行為を行わなくても乗り越えることができるということです。フラッディングは，小児性愛強迫症ではしばしば役に立つ方法です。一言で言うと，フラッディングは強迫症によって引き起こされる思考の中核となる部分に賛成するということです。例えば，強迫症があなたに「**お前，今あの子の笑顔が可愛いなって思ったな。そんなことを考えるなんて，狂った小児性愛者に違いないぞ**」と話しかけてきたら，「**そう，わかってるじゃないか。これから昼食を食べたら車を買って，子どもたちをおびき寄せて誘拐するんだ**」と返すのです。このテクニックを使うときに注意してほしいのは，フラッディング自体が強迫行為になる危険性を気にかけておくことです。必要な時だけ使うようにしましょう。第3章の「今この瞬間のフラッディング法」をもう一度読み，第4章で述べている強迫的フラッディングとの違いを理解しましょう。

小児性愛強迫症のためのイメージ曝露

小児性愛強迫症のためのイメージ曝露は，とても有効です。また，加害強迫症や性志向強迫症と同様，治療を進めるうえで重要な段階でもあります。性にまつわるシナリオを書くことには，以下のような理由で抵抗を感じることが多いでしょう。

・悲惨なことすぎて，言葉にすることも恐ろしい
・書き出したら，より現実味を帯びてしまうのではないか
・もし書くことにしたら，僕はそれを楽しんでしまうかもしれない。それは僕が一番恐れていることだ

イメージ曝露のためのシナリオを書くうえで，どんな強迫症的な不安が生じますか？

_____

_____

　訓練された強迫症の専門家と一緒に取り組むということが，小児性愛強迫症のイメージ曝露には役に立つでしょう。しかし，もしも一人で取り組もうとするならば，事前にこの本やその他の小児性愛強迫症の治療法について書かれている本を入念に読んでおきましょう（巻末の参考文献リストも参照してください）。きちんと取り組み方を理解して準備ができたら，モンスターについて想像し，曝露反応妨害法を実施することができます。あなた自身がそのモンスターになったように想像するのです。罪のない子どもに対するあなたの強迫観念を詳細に記述し，被害者がどんな風に反応するのか，あなたはその後どうするのか，"スカーレット・ピンパーネル（訳注：物語の中で無実の罪の貴族を助け出す謎の集団）"的な人生は実際どのようなものか，以下の質問を使って考えてみましょう。

　もしあなたの恐れていることが現実になったら，どんな風に行動しますか？

_____

_____

_____

被害者はどんなことを考え，どんな気持ちになるでしょう？

_____

_____

行為が終わった後，被害者をどうしますか？

_____

_____

捕まったらどうしますか？ また，捕まる時の状況はどんなものでしょう？ 逃げようとしますか？ するとしたら，どんな風に？

_____

_____

してしまったことについて，どんなことを考え，どんな気持ちになるでしょう？

_____

_____

愛するパートナーに伝えたら,どんな反応が返ってくるでしょうか？

_____

_____

残りの人生をどう過ごしますか？

_____

_____

_____

_____

　マインドフルネスは,イメージ曝露反応妨害法を成功させるためにも有効な方法です。小児性愛強迫症と戦うために作った恐ろしいシナリオに曝露された後に,普段の自分に戻ることは難しいことです。しかし,その他の強迫観念と同様,不安への馴化,強迫行為を行わずに繰り返し曝露されることによって達成されます。ある考えに対して何もせずにあるがままにしておくことで,その他の雑事のように頭には浮かんでくるけれども特別に注意しなくてもいいと感じられるようになるでしょう。

第12章

関係性強迫症（ROCD）

　強迫症は大物ほど追いかけたがります。そのため，あなたが大切だと思うものはなんでもターゲットになるでしょう。道徳心や性，子どもや健康などです。そして，私たちが大切にしているものの中には，人との結びつきも挙げられます。これも，強迫症が見逃すはずがありません。**関係性強迫症**では，人との関係性の質や，あなたの他の人に対する感情の不確かさに耐えることが困難になります。これは，いわゆるどちらか一方が結婚を考えているのに，相手はどうかわからないことが気になる，というようなこととは異なります。例えば，相手に対する疑惑がじわじわとにじみ出てきたり，愛や誠実といった概念がこっぱみじんになってしまったりするようなことです。もしあなたが関係性強迫症に苦しめられているとしたら，あなたは二つの矛盾する考えの間で身動きが取れないように感じるでしょう。あなたがこの世で一番安心・安全だと感じているパートナーが，同時に最も不安を掻き立てる存在に感じられてしまう，というように。強迫症はあなたに，身勝手で不可能なルールを押しつけてきます。そのルールに従わないと，あなたとパートナーの関係は壊れてしまう，しかも原因はあなたにある，さらに悪いことに，あなたが世界で一番愛している相手があなた以上に苦しむことになる，と囁いてくるのです。関係性強迫症に典型的な強迫的不安には，以下のようなものがあります。

・本当には彼／彼女を愛していなかったらどうしよう

- この関係が終わってしまって，彼／彼女から離れなくてはいけなかったらどうしよう
- 十分には僕／私のことを知らないにもかかわらず，彼女／彼が自分と一緒にいると決めていたらどうしよう
- 他の人の方がよりお似合いだったらどうしよう
- 何かのきっかけで，パートナーについて考えるのをやめられなくなってしまったらどうしよう（例えば，身体の特徴，過去の性生活，哲学的な違い）
- 本来感じるべきであるほどにはパートナーに魅力を感じていなかったらどうしよう

どのような考えや感情があなたの関係性強迫症にはありそうですか？

_____

_____

_____

典型的な関係性強迫症の強迫行為としては，以下のようなものがあります。

- ある関係性にまつわるすべてのことについて，精神的レビューをする
- その人との関係性について浮かぶ疑いを，強迫的に告白する
- その人との関係性を確かにしてくれるような証拠を探す
- その人との関係性について浮かぶ感情を心の中でチェックする
- ある関係性の代わりになるものについて，考えを捻じ曲げたり，理論化したりする

・関係性にまつわる強迫観念が引き起こされるような状況を回避する（例えば，魅力的な人に注意を払わないようにする，性や関係性について話すことを避ける，引き金となるような人と二人っきりになることを避ける）

あなたは関係性の確かさの感覚を得るために，どのようなタイプの強迫行為を行っているでしょう？

_____

_____

_____

「君はかけがえのない存在なんだ！」

　その他の強迫症同様，関係性強迫症についても，あなたが最も恐れていることは大抵の場合には実現しないとしても，絶対に実現しないとは限りません。あなたの不安が基本的にはナンセンスであっても，100％ないとは証明しようがありません。しかし，このナンセンスであるということ自体が，大切なことなのです。そもそも誰かとの関係性においてははっきりしないことを受け入れなければいけないことが多いのですから。あなたのパートナーは明日出て行ってしまうかもしれないし，あなた自身が出て行くことを選ぶかもしれません。もしあなたに"よりよい"や"お似合いの"といった言葉に明確な定義があったとしたら，もちろん他にもっといい相手が現れるかもしれません。もし今のパートナーがかけがえのない相手だと思っているのなら，それは祝福されるべきことです。70億人が暮らす地球で，他にあなたを幸せにしてくれる可能性を持つ相手は，7千人

いることでしょう。だからと言って，それは何か意味のあることでしょうか？　あなたはあなたにとっての**"特別な人"**と幸せな生活を営むことができればいいのです。誰を"特別な人"と呼ぶのか定義することや，今の彼／彼女を"特別な人"と感じていていいのかなんて，誰にもわからないのです。それは，例えば洗浄強迫の人が汚染されたと思う手を"きれい"と感じるまで洗うことと一緒で，**本当に**きれいかどうかなんて誰にもわからないのですから，きれいと感じられなくても大丈夫と考えられるようになることが重要なのです。

関係性強迫症のアクセプタンス・ツール

　関係というものは，**経験**されるものであって，計算されるものではありません。強迫症は，証明できなければそれは愛ではない，愛がないならそこには何の関係性もない，というような議論をふっかけてきます。これは，強迫行為を行わせるために仕組まれた，強迫症のいたずらの一つなのです。関係性にまつわる不安を受け入れるということは，嫌いな相手と一緒にいることに耐えることを受け入れた方がいいということではありません。パートナー自身や，あなたとの関係性についての正当性に関する侵入思考を受け入れるということは，あなたの人生に他の人が関わって**居心地の悪い思い**をすることを受け入れるということなのです。

　頑なに知らないままでいようとする態度には難しいものがあります。特に，強迫症がパートナーとの関係について調べることや分析すること，はっきりさせることをしないと破局的な事態を招くと脅かしてくるのですから。強迫症でなくても，誰かとの関係を疑ったり不安に思ったり，時には別れることを選んだりするということは当然あります。強迫症はそれをまさに**今すぐ決めなければいけない**という，不可能なことを要求してくるのです。しかも，あなたとパートナーの関係に起きていることについて，何をすべきかわかるほど十分な時間をかけたわけでもないし，そのままで

いることも**邪魔**してくるくせに！このように不確かさが差し迫った状態の時，あなたは強迫症の奴隷になってしまい，不確かなことから逃れようと強迫行為を繰り返すことになってしまうのです。

事態をもっと悪くするのは，他の人が直接的に関わっているということです。ここには，他の人の人生がどうなるかという責任感が生じます。あなた自身が間違った相手といることに嫌悪感を抱くはめになるだけではなく，同時にパートナーにとってもあなたと一緒にいることは正しい選択なのか決める責任感が生じてしまうのです。

その他の強迫症のように，身体的な強迫行為が現れる頻度はあまり高くはありません。ですから，マインドフルネスのスキルは，証拠を探したい，確認したいという望まない思考を，現在の状態と切り離すために重要な役割を果たします。関係性強迫症をあるがままに受け入れるということは，あなたのパートナーや他の人が，期待するほどにはあなたを理解してくれていないという居心地の悪い状態でいる，ということを含みます。例えば，パートナーがかつての恋人と一緒にいるイメージに囚われてしまい，周囲から嫉妬深い人と思われてしまうということを考えてみましょう。本当は，嫉妬心が保証や精神的レビューにあなたを駆り立てているわけではありません。強迫観念が満足すればあなたはそんなイメージを考えなくても**よくなる**のです。ただし，それは傍から見ると，嫉妬心に似ているように**見える**でしょう。

同じように，パートナーとの関係を続けられないのではないかという強迫的な恐れを抱いている人は，傍から見るとその関係性を終わらせる手段を探しているように見えるかもしれません。本当は愛する今のパートナーが自分の**側にいてくれる**という感覚を得るために，絶え間なく精神的レビューをしているだけなのに！ このように，自分の考えや感情をただ通り過ぎるものとしてあるがままに受け入れるだけではなく，他の人にあなたの考えや感情が誤解されているかもしれない状況もまた，受け入れることに挑戦するのです。

真実の愛 vs 確認される愛

　関係性強迫症に対するマインドフルネスでは，押しつけがましい質問に挑戦することが最も困難なことの一つです。それは，「**私は本当に恋人を愛しているのか？**」というような押しつけがましい質問です。関係性強迫症の男性は，例えばある日妻が歩くのを見て，「**彼女はとてもきれいだ。僕はラッキーな男だな。僕は彼女を愛している**」と考えます。すると，強迫症はそれに応えるように，「**それは本当に愛なのか？　絶対にそうだと言えるのか？**」と尋ねてきます。まるで餌に飛びつくように，彼はその質問に食いつき，"愛"の意味について考え始めたり，自分の心の奥底に"愛という**感情**"を見出すことができないか，深く考え込んだりするでしょう。それは，できないことではないかもしれません。しかし，確認によって，もしくは無理やりに作られた感覚である以上，彼は結局愛の予感を寄せ集めたものに行き着くのみです。それは，愛に似ていますが，確実なものではありません。「**ほら，それは愛に見えても，愛じゃないかもしれないぞ**」と強迫症は囁きます。すると彼はまた自分の不安が高まっていくことに気がつきます。そして，彼が心から，本当に，**まぎれもなく妻を愛している**ということを証明できるかどうか考え出すのです。そうでなければ，彼は何年も自分自身を欺いてきたということになってしまうのです。彼は，もう一度振り返って考えるでしょうが，それでも結局行き着くのは別のホログラムでしかなく，彼の真実の感情というものに出会えることはないのです！　これは悪夢です！　最初に彼が妻に感じた"真実の"愛と，頭の中で作り上げた"寄せ集め"の愛の感覚とのギャップに過剰に関心を向け始めるのです。このギャップは，徐々に広がり，常に頭の中で考え続ける必要のある問題になってしまうのです。四六時中です！　それはもはや，強迫症が彼の支配者になっているということです。このケースで見られるように，人々は本物の感情体験について確認しているうちは，体験することはできません。これは，自分で自分をくすぐることができないのと同じです。なぜなら，あなたは自分が何をするかわかっているのですか

ら！ 関係性強迫症のためのマインドフルネスでは，愛情という不確かなものをはっきりさせたいと思う衝動を手放し，ありのままに感じていることを受け入れることなのです。同様のことが，愛情についての疑いや困惑といった感情についても言えます。それらの感情を何か収まるべきところに収まるものとしてではなく，そのまま体験できるようになることが目標なのです。

> 練習
>
> あなたの関係性強迫症を軽減するに当たって，どんな思考，感情，身体感覚，その他の"自分の内側からの情報"をマインドフルに受け入れる必要があると思いますか？

_____

_____

_____

関係性強迫症のための瞑想のコツ

　関係性強迫症のマインドフルネストレーニングのために日常的に瞑想を使う場合，あなたの大切な人との関係性をはっきりさせる目的で行うわけではないということをよく覚えておきましょう。反対に，あなたが瞑想で練習するべきことは，はっきりしない物事と共存することなのです。強迫症は，大切な関係が壊れてしまう前に，すべての疑わしい考えや感情を解決しなくてはいけないと駆り立てます。マインドフルネスの練習としての瞑想では，その崩壊への不安をただじっと眺めることが大切です。考えや感情がぶつかり合い，また別の考えや感情が生まれることに注目しましょ

う。無視してはいけません。しかし，新しく生まれた考えや感情を分析や分類したいという欲求には屈してはいけません。ただ，そういった考えや感情が沸き起こることを眺め，そしてまた瞑想に戻りましょう。「**僕は今，好きっていう気持ちを感じていなくても大丈夫って思うために瞑想をしているんだ。ん？ ちょっと待てよ。これじゃあそのことについて考えてるってことだ。僕は別に今そのことについて考えなくたっていいんだ。息を吸って，吐いて。今，僕の中には僕と恋人に関する考えが浮かんでいる。それは別に，あってもいいんだ。気にすることじゃない。息を吸ったり吐いたりしている今の間に，その考えが浮かぶことはあるだろう。もしかしたら，あとからこの考えをすべて精神的レビューしたくなるかもしれない。それはそれだ。でも，この瞬間は，このまま呼吸の練習を続けよう**」

関係性強迫症のアセスメント・ツール

　物事がうまくいっている時には，あなたも特に問題は感じていないでしょう。しかし，強迫症が現れた瞬間，すべては今にも崩れ落ちてしまいそうに感じるのです。あなたは今にもパートナーのもとを去ってしまうかもしれないし，パートナーがあなたのもとを去ってしまうかもしれません。もっと悪いことに，あなたは後悔や疑惑でいっぱいの状態で永遠にそのパートナーと一緒にいなくてはいけないかもしれません。以下のような認知の歪みには要注意です。

・**0か100思考**：「僕はいつでも100％の愛情を彼女に感じていなくてはいけない。そうでないのなら，僕たちは一緒にいるべきではないんだ」というような考え方は，強迫症によるものです。なぜなら，誰一人としてそんなことはできないからです。愛情はずっと同じというものではなく，変化し続けるものだからです。深まったり薄まったり変

化し続けるのが当然なのです。

- **破局的思考**：「もし私が一緒にいるべき人のことがきちんとわかっていなかったら，私の人生も彼の人生もめちゃくちゃになってしまうに違いない」というような考えについては，恋人との関係が変化したり終わったりすることが世界の終わりではないということを知っておきましょう。たとえあなたの頭の中でそれが一番恐ろしいことに思えていたとしても。恋人との関係性がどうなるかということが予想できないだけでなく，最悪の予想もまたどのように体験されるかはわからないのです。

- **選択的抽出**：「あのホクロを一生見るなんて耐えられない！」と思うかもしれません。マインドフルネスは人を愛すること同様，ある部分だけを取り上げるのではなく，全体像に目を向けます。あなたが一目惚れをする時というのは，積極的に好ましくない部分を見ないふりをしているものです。しかし，本当に恋に落ちると，それまで見ないふりをしていた相手の好ましくない部分に目が行くようになるものの，もはやそれらは好ましくないものではなくなっているのです。なぜなら，愛する人のある側面として，それらも愛すべきものになっているからです。

- **読心術と自己関係化**：「彼女は僕のことをバカだと思ってるんだ。僕のメールに返事をしないのも，僕たちの関係がニセモノだって思ってるからだ」というように，他の人はこう考えているだろうと勘ぐってしまったり，裏を読んでしまったりというのは，強迫症の罠にはまってしまっているということです。他の人の考えは読めないし，正解かどうかもわからないのですから。

・**過剰な責任感**：「彼を裏切らないという証拠がないんだから，万が一にも私が浮気をしてしまうかもしれないということは言っておかなきゃ。もし言わなかったら，彼の愛情に釣り合わないし，そんな相手と結婚生活を続けるのは彼に申し訳ないわ。だって，彼の運命の相手との出会いのチャンスを奪ってしまうってことなんだから」というように，過剰な責任感を感じてしまう考え方も強迫症のせいです。強迫症はまるであなたが相手の人生の選択に最も影響を与えるとでも考えているかのようです。本当はあなたに相手の人生をコントロールすることなんてできるはずもないのに。

あなたの強迫症にはどのようなタイプの認知の歪みが関わっているでしょうか？

___

___

___

練習

例を見ながら，関係性強迫症思考の引き金となるような状況の自動思考の記録をしてみましょう。

自動思考の記録サンプル

誘因 何が苦痛・不快を引き起こすか？	自動思考 強迫症は，何を言っているか？
職場で魅力的な相手と出会う。	この人は私の今の恋人よりも魅力的ではない，ということをはっきりさせないといけない。もしこの人を魅力的と感じるのなら，私はそう考えてしまったことを恋人に言わなくてはいけない。

関係性強迫症のためのアクション・ツール

　このタイプの強迫症に最もよくみられる強迫行為は，さまざまな形の精神的レビューと，保証探し，打ち明けることです。その他の強迫症についても述べてきたことですが，マインドフルネスはそれ自体が大きな曝露になるということがしばしばあります。関係性にまつわる考えが浮かんだ時には，同時に恐ろしい感情や不愉快な身体感覚を覚えることもよくあります。安心感をしっかりと持つために，大切な人との関係について精神的レビューしたい，すべてが間違っているのか，逆にすべてが正解なのかということをはっきりさせたいなどの衝動はあなたを圧倒するものでしょう。

　マインドフルネスでは，それらの考えや感情，身体感覚を変えようとするのではなく，そのままに観察することが求められます。強迫症によってもたらされるものは，あなたを通り過ぎるのです。ですから，曝露ではそ

れらの考えや感情，身体感覚を調べたり批評したりせず，ただ通り過ぎるのを待ちましょう。あなたが最も恐れていることを呼び起こし，その恐れていることはあなたを通り過ぎていく"自分の内側からの情報"でしかないということに気がつくリスクを冒しましょう。その感情をそのままにしておくと，いつの間にか**通り過ぎていく**のです

大切な人との関係性についてあれこれ検討して，ラベルづけをしたくなったりすることは強迫的な行動だとわかっておきましょう。もしかしたら，自動的で抗しがたいことのように感じているかもしれませんが，実はいつでもそれらは自発的に選び取った行動なのです。そんなものは映画で言えば背景に追いやってしまいましょう。その映画の監督になってはいけません。あなたは，あなた自身の監督になるのです。いったん強迫的な精神的レビューだとラベルをつけてしまえば，あなたは強迫症から離れて現在に戻ってくることができます。現実は，仕事や読書のように強迫症とは関係ないものでしょう。しかし，現実は感情そのものでもあります。感情は観察しましょう。分析してはいけません。

保証探しは，抵抗することがとても難しいことです。不可能に感じたとしても，恥ずかしがってはいけません。関係性強迫症に苦しんでいる人々の多くが，「何も問題ない」とパートナーに認めてもらえなければどうしようもないと感じています。もしあなたのパートナーが治療に参加してくれて，あなたとあなたの強迫症の違いを理解してくれようとしているのな

対抗手段
歪んだ思考の代替は何か？

心の中の儀式を行ったって，なんの有効な情報ももたらしてくれないし，強迫観念が進むだけだわ。もしこの人の外見が私の好みだとしてもいいじゃない。そう感じたってことを恋人に言うことかどうかもわからないんだから。自分の考えを強迫的に恋人に打ち明けるということは，私が居心地の悪い感情を避けるために取る手段でしかないわ。それでまずい結果を生んできたんだから，今はマインドフルネスのスキルを使った方がいいわね。

ら，保証探しに抵抗するための手伝いを彼や彼女にしてもらいましょう。第4章の「保証探し」のセクションももう一度見てみてください。

関係性強迫症をパートナーに説明する

　パートナーがあなたと協力して強迫症と戦ってくれるならば，彼や彼女にあなたがどんなことに取り組むのかを理解してもらうことは重要です。もしパートナーが強迫症でなければ，強迫症のすべてを理解することはなかなか難しいでしょう。しかし，もしパートナーが強迫症の基本的な感覚を進んで理解してくれようとするなら心強いです。まずは，付き合っている彼や彼女に特有の強迫観念ではないということをわかってもらいましょう。大切な人との関係性を強迫症が歪めてしまうため，それを反証しようとする強迫観念だと説明します。ただし，**「僕は君を愛していないんじゃないかって心配なんだ」**と説明するよりも，**「細かいことが気になって，それが頭の中でどんどん大きくなってしまうんだ。それについて分析しようとすればするほど，僕の強迫症は僕をがんじがらめにしてくる。君に手伝ってほしいのは，強迫観念から自由になるまで，保証探しを僕がするのを止めてくれることなんだ。しばらくは，僕が僕たちの関係について深刻になりすぎてても，本気に受け止めないでほしいんだ」**などと言い換える方が適切でしょう。

関係性強迫症のための実生活曝露

　もしあなたがあなたやあなたの関係性にまつわる不安を喚起させるようなものを避けているとしたら，そういったもので曝露をしていくというのも効果的です。その時に大切なことは，曝露はいつでも反応妨害と**一緒に**行うということです。あなたに居心地の悪い思いをさせるようなものに近づくことを避けないようにしましょう。そして，引き起こされてしまった考えや感情はそのままあるがままに受け入れましょう。決して，「大丈夫，大丈夫」と何度も繰り返し自分に言うようなことはしてはいけません。自

分自身に何も言ってはいけません。中和せずに，そのまま考えや感情を抱えておくのです。ポイントは，精神的レビューや強迫行為を**せずに**不安と向き合う，ということです。以下は，関係性強迫症に効果的な曝露の例です。

- 大切な人との関係性にまつわる強迫観念が引き起こされるような映画を見たり，音楽を聞いたりする
- 大切な人との関係性にまつわる強迫観念を引き起こすような写真を眺める（これは，一般的曝露の良い例でもあります。第3章の一般的曝露のセクションも参照してください）
- 大切な人との関係性にまつわる強迫観念が引き起こされるような場所を訪れる
- あなたが落ち着かなくなるような会話において，その会話を打ち切ったり，話の方向をコントロールしたいというような衝動を我慢する
- 引き金になるような相手と二人っきりになるような状況を避けたいという衝動に抗う（例えば，エレベーターで魅力的な同僚と一緒になることなど）
- パートナーに保証探しをしたい，引き金となる考えを打ち明けたいという衝動を我慢する

　関係性強迫症に対してどんな実生活曝露から取り組み始めることができるでしょう？

_____

_____

_____

関係性強迫症のためのイメージ曝露

　関係性強迫症のためのイメージ脚本は，あなたが何らかのサインを見過ごしたので大切な人との関係性が壊れてしまうことや，あなたがパートナーの心を修復しようがないほどに傷つけてしまうことや，あなたが死んだり離婚したりするまで不幸な関係性に縛られ続けなければならない，などの考えに焦点を当てるべきです。

　脚本には，パートナー自身やパートナーとの関係性について強迫症が問いかけてくることを率直に含むべきです。例えば，他の人に魅力を感じることがいかに悲惨な結果を生み出すかということや，あなたが考えていることや感じていることに今すぐ取り組まないことであなたもあなたのパートナーも人生がめちゃくちゃにされてしまうというような恐ろしい空想についてです。もしあなたがこのテクニックを使う準備ができたと思ったら，以下の質問を使ってあなたの脚本の概要を作ってみましょう。

　どうしてあなたとパートナーとの関係性は破滅してしまうのでしょう？

_____

_____

　あなたが別れを切り出すとしたら，どんな風にしますか？

_____

_____

_____

あなたの選択は，パートナーにどんな影響を及ぼすでしょう？

_____

_____

パートナーへの影響に，あなたはどんな風に反応しますか？

_____

_____

もしもパートナーと別れたら，未来はどんな風になると思いますか？もし別れずに一緒にいたら，あなたにとってどんなことが耐えられなくなるでしょう？

_____

_____

あなたが下した決断について，他の人はどう思うでしょう？

_____

_____

あなたが年齢を重ねた時，あなたの決断はどんな風に老いたあなたの考えや感情に影響するでしょう？

_____

_____

_____

　もしまだ恐怖が強すぎて，脚本作りに取り組み始められないとしても，大丈夫です。まずは保証探しを減らすことや，パートナーに打ち明けることを避けるところから曝露を始めてみるといいでしょう。関係性強迫症が運んでくる居心地の悪さを理解し，居心地が悪いままでいることに取り組んでみましょう。不快さを感じている時に，あなたの注意がどんな風にシフトするのかに注目し，できる限り今ここに自分を引き戻しましょう。そして，その不快さに少しずつ近づく努力をしてみましょう。

第13章

几帳面強迫症

几帳面強迫症は，哲学や宗教，人生の教訓や法，実存的意味などに高い価値をおく人々をターゲットにします。几帳面強迫症はしばしば**宗教強迫症**とも呼ばれますが，宗教に限らず倫理的な概念において生じます。宗教的几帳面さに縛られた人々は，彼らの宗教上厳守すべきルールや目的を破っていないかということに心を占められてしまいます。倫理的几帳面さに縛られた人々は，信仰している宗教とは関係なく自分の行動や考えが絶対的に正しいかそうでないかという，白黒思考に心を占められてしまいます。

宗教的几帳面さ

Joseph W. Ciarrocchi（1995）は，彼の *The Doubting Disease* という著書で，宗教的几帳面さとその治療法について，認知行動療法を用いた治療法の視点から上手に描写しています。彼は，"良心が咎める"という言葉が，ラテン語で小さい尖った石を意味する *scrupulum* から来ていると指摘しています。几帳面強迫症と共に生きるということは，靴に小石が入ったまま，しかもそれを完全には取り出せないまま，とても長い距離を旅することとよく似ています。その他の強迫症同様，こうあるべきではないと広汎に**感じられてしまう**ことで，強迫的な行動が**駆り立てられる**のです。

宗教的几帳面さによく見られる強迫観念としては，このようなものがあ

ります。

- 私は聖書の聖句を正しく理解できていないかもしれない
- 宗教的教えを完璧に守ることができていないから，神に罰せられるに違いない
- 宗教に対する私の考えは，不適切なのではないか
- ある出来事や言葉，数が悪魔からのサインだと考える
- 私の信仰心は十分ではないのではないか

　宗教的几帳面さに関して，どのようなタイプの歪んだ思考や体験がありますか？

_____

_____

_____

　宗教的几帳面さによく見られる強迫行為としては，このようなものがあります。

- 繰り返される，もしくは厳しく儀式化された祈り
- 宗教上の教えを守っていることの保証を探し求める
- 思考の中和：宗教に反対する考えを，宗教を擁護する考えに置き換える
- 宗教にまつわる考えを精神的レビューしたり，宗教について感じることについて精神的な確認をする
- 宗教の教えを誇張する（例えば，寛大さについての聖書の教えを過剰

に守ろうとする）
・自分の信仰しているもの以外の宗教と関連するような人々や場所，イメージ，マスメディアなどを避ける
・強迫観念に関係するような数やシンボルに過剰に反応したり，避けたりする（キリストの十字架像やダビデの星などと666の関係は，よく知られています）

　あなたは宗教的几帳面さにまつわる不安が現実にならないために，どのようなタイプの強迫行為を行っていますか？

_____

_____

_____

　宗教的几帳面さを理解する際には，まず初めに信仰している宗教に重要な儀式や手続きといったものを理解することが重要です。それは，あなたの信仰心と関わっているからです。ある一群の人々が一つの儀式を執り行うことに同意するということは，お互いに信仰心を共有しているということを指します。この文脈では，儀式というものは良いものとされていますし，それらの儀式はあなたの信仰に**役立つ**ためのものであるべきです。しかし，強迫症が信仰をターゲットにしてきた場合，それらの儀式は凝り固まった強迫行動に変えられてしまい，不快感から解放されることが目的になってしまいます。

　さらに注意が必要なのは，あなたが強迫症に従おうとすればするほど（一見それは信仰心によるものと思われるでしょうが），信仰心から**遠ざかる**ように感じるということです。宗教的几帳面さの治療においては，あな

たの強迫症の治療者と宗教上のアドバイザーの間でやり取りをしてもらうこともある程度必要です。強迫症の治療者が宗教上のルールを破ることを強いる立場になるべきではありません。治療の対象となるのは信仰ではなく，メンタルヘルスの問題だけなのですから，治療者の仕事はあなたの強迫症と信仰心を分けることなのです。あなたは，曝露療法をすることで信仰心から引き離されると感じて不安を感じることでしょう。これは，その他の強迫観念を持つ人が治療を不安に感じることと似た状態です（**汚染強迫の曝露療法が「僕を病気にしたり，無責任な人間にする」と感じることや，性的な強迫観念に対する曝露療法で，「みんなに僕が変態だとわかられてしまう」と感じることなど**）。しかし実際は，あなたの信仰心は強迫症によって妨げられており，強迫症から自由になるということは，より強く健康的な形で信仰と関わることができるようになるということなのです。

倫理的几帳面さ

　宗教的不道徳が神様や超自然的な存在から罰せられることの不安に焦点が当たっているのに対し，倫理的几帳面さは罪を犯すことや所属する社会から罰せられることへの恐れに焦点が当たっています。倫理的几帳面さとは，善きにつけ悪しきにつけ何かやり残してしまったことに関する強迫観念と言えます。

　倫理的几帳面さによく見られる強迫観念としては，このようなものがあります。

・私は生まれつき悪い人間だ
・すべての要求に従わなければいけない
・自分勝手になりそうなことは，絶対に避けなければいけない
・誰のことも批判してはいけない

第 13 章　几帳面強迫症　205

- 行動が正しいか倫理的かということを，すべてわかっていなければいけない
- 他の人が見て不適切だとわかるような製品は使ってはいけない（例えば，不当労働の起こっている国で作られたかもしれない衣類や，ポルノ，アルコールなど）
- 限りある資源を決して無駄にしてはいけない（水や電気，ガスなど）

倫理的几帳面さによってどんなタイプの不安が搔き立てられますか？

_____

_____

_____

　倫理的几帳面さによく見られる強迫行為には，以下のようなものがあります。

- 不道徳な行為をした／しないを確認するために，すべての行為に過剰な精神的レビューを行う
- 理論を立てたがる（「さっきのは私の倫理感を試すテストだったとしたら？」）
- 100％正しいことができたと思えなければ，懺悔する
- 倫理的強迫観念と関係するような製品を使わないようにする
- あなたを道徳的な人だと保証してくれる人を探す
- 自己懲罰（罪に対する恐怖から，過剰に自身を非難すること）
- ある製品の安全性や，製造過程で無駄を生じさせていないことなどを過剰に確認する

倫理的几帳面さについてどのような強迫行為がありますか？

_____

_____

_____

_____

几帳面強迫症のアクセプタンス・ツール

　まずここで言いたいことは，あなたの信じるものとの関係について，強迫症が過剰に分析して意地悪をしてくることを受け入れましょうということです。几帳面強迫症に対するマインドフルネスでは，倫理的思考やそれに関係する考えや感情について裁判のように取り調べたり判決を下したりせずに，そのままに受け入れることが関わってきます。多くの宗教では他の人を裁いてはいけないと教えるにもかかわらず，几帳面強迫症を抱えると，**自分自身**について厳しく言及するようになってしまいます。

　その他の強迫症同様，まずはあなたの考えが真実である可能性があるということを受け入れることから始めましょう。**可能性**というのは，絶対とは違います。絶対というのは，可能性と**真逆**のことだからです。しかし，可能性を受け入れられなければ，マインドフルに思考や感情，身体感覚を観察することなどできません。なぜならそれらは自動的に受け入れられないと判断されているのですから。もしあなたが考えはコントロールできる，もしくはコントロールすべきというような教え，または考えるということはそれを行うことと同義だというような教えを勧める宗教を持っている場合には，あなたの信仰とマインドフルネス認知行動療法のやり方の擦

り合わせをするのに苦労するでしょう。こういった場合には，前述したようにあなたの宗教上のアドバイザーと強迫症治療の専門家と連携して治療に取り組むことが有効かもしれません。信仰に背くことなしに強迫症の治療のために前に進む道を見つけることができるでしょう。

　あなたの信仰がマインドフルネスを行う中で手助けとなることもあります。侵入思考は，最初は驚異のように感じられるでしょうが，信仰の**訓練**をする機会ともなりうるのです。信仰に反するような考えを浮かぶままにし，いいか悪いかの判断をしないでおくということは，あなたの信仰心を試す大きな試練となるでしょう。信仰に反するような考えを浮かぶままにするということは，その考えを正しいと思うことと同じではないかと不安になる場合は，あなたの信じる神から与えられた試練だと考えることもできます。すべてのものに確実性を求めたいという気持ちをそのままにし，批判的にならないようにすることを神は願っていると考えるのです。

　マインドフルネスがもともと仏教の教義に由来するものであることを気にする他宗教の信者もいるかもしれません。しかし，マインドフルネスの背景にある基本的な考え方（心の中で考えていることがイコールあなたではないことや，あなたの心の中で起きていることを観察する能力をあなたが持っているということ）の特許はどの宗教も持っていないということは重要です。

　倫理的几帳面さに対しても，マインドフルネスでは自分が何か悪いことをしたという考えを観察し，宗教的不道徳と同じように自分自身に対していいか悪いかの判断をしないことを目指します。不正についての考えに気がつきましょう。儀式化された反応に妨げられることなく，その考えがあなたを通り過ぎるまで見つめていましょう。考えが通り過ぎるまでの間は深呼吸をし，必ず今ここの現在に戻ってきましょう。自分が完璧ではないかもしれないという考えに気づくまでにしていたこと，それはこの本を読むことでもなんでもいいのですが，その行為に戻りましょう。

> **練習**
>
> あなたの几帳面強迫症を軽減するに当たって、どんな思考、感情、身体感覚、その他の"自分の内側からの情報"をマインドフルに受け入れる必要があると思いますか？

_____

_____

_____

几帳面強迫症のための瞑想のコツ

　もしあなたが几帳面強迫症のためにマインドフルネスのトレーニングとして、日常的に瞑想の時間を持つと、すぐに自分が**悪いこと**をしているという経験を味わうことに気づくでしょう。あなたは悪い考え、悪い感情、悪い身体感覚を味わい、それらは強迫症と共謀してあなたの自尊心を損なったり、信仰する宗教や社会から受け入れられる価値がないと感じさせたりするでしょう。あなたが息を吸ったり吐いたりする時の身体の感覚に注意を払う時、それは今ここに留まるということですが、その悪いと感じる感覚にも注意を向けてみましょう。まず、どのくらい強迫症のシグナルに気を取られているかを観察しましょう。そして、シグナルを察知すると、その居心地の悪さから抜け出すために、悪いと感じたことを取り除きたいと行動することを観察しましょう。観察して、あるがままに認め、そして現在に戻ってきましょう。「**僕は今、自分が悪い人間であると感じて、自分自身からも相手からもいいか悪いか判断してほしいという考えを持ってる。でも、そういう考えも感情も、今からそのまま受け入れることができる。呼吸に意識を戻した時に感じる居心地の悪さも受け入れることがで**

きる。もしそういう考えや感情が僕の呼吸に割り込んでこようとしても，僕は拒否はしない。でも，手を組もうとも思わないんだ」というように。

几帳面強迫症のアセスメント・ツール

　まず，0か100思考について考えてみましょう。0か100思考とは，「**もし僕が宗教で禁止されていることや不道徳なことを考えたら，僕は神様から見捨てられて永遠に罰せられたり，悪人としてみなされたりするんだ**」というようなものです。私たちは，他の人についてこのような基準を設けてはいないでしょう。私たちは小さな罪を（愛する人なら大きな罪であっても）許しますし，道徳や信仰というものにはグレーゾーンがあることも知っています。実際，このグレーゾーンの存在が信仰という概念を作り上げているのです。誰一人として，証拠を示さなければ信仰を持ってはいけないわけではありません。信仰というものは，誰から見ても明白なものと個人が真実だと信じるものとの間のギャップを埋めるものなのです。

　破局的思考では，完璧に達成できなかったり強迫行為に失敗したりした時に，耐えられないほどの罰が与えられるだろうと考えます。宗教的几帳面さでは，罰はしばしば永遠の破滅を意味します。私たちはここで破滅の概念を定義することはしません。なぜなら，それは一人ひとりが自身の哲学的経験を通して理解されるものだからです。しかし，対抗手段としては，あなたが罰せられると考えるのは，自分が何か間違ったことをしたと**考えたり**，何か悪いことを**感じたり**したということに基づくものだとすることです。倫理的几帳面さにおける破局的思考では，社会から，もしくはもっと悪いことには**あなた自身**から，永遠に"悪い"烙印が押されてしまうのではないかと考えます。別の方法で証明できないにもかかわらず，あるがままに見れば仮定でしかないことを，強迫症は事実であるとあなたに思い込ませてくるのです。

　良心の咎めは，最初は些細なものであっても，考えるうちに肥大化して

自動思考の記録サンプル	
誘因 何が苦痛・不快を引き起こすか？	自動思考 強迫症は，何を言っているか？
性的な行動をしている最中に，聖人にまつわる考えが浮かんだ。	こんな考えが浮かぶなんて，僕は病気で歪んだ人間に違いない。こんな僕が天国に行けるはずがない。

いきます。飲み物の缶をリサイクルに出し忘れただけであっても，強迫症的な考え方にかかれば不誠実な人間であるとされてしまいます。マインドフルネスでは，小さな過ちや罪は倫理的見方に則ってそのまま小さな過ちや罪として受け入れることを必要とします。それはそれとしてありのままに受け取り，強迫症的な考え方をしないことが重要です。もしかしたら，重要なことに思えるものもあるかもしれません。しかし，そう考えるのは強迫症によって掻き立てられる不安が原因です。罪悪感は几帳面強迫症の人にとってはとても苦しいものであるため，気分的理由づけをすることには気をつけましょう。罪悪感を抱くということは，罪を犯したことの証拠にはなりません。犯したに違いない罪を探索することは，強迫的な儀式となり，無罪であるという証拠のない行動は，有罪であるということになってしまいます。悪いと**感じる**ことと，悪いことを**する**ことは同じではありません。信じることと感じることの間のギャップについて不確かさを抱えたままでいるということは，マインドフルネスにおける挑戦になります。

第 13 章　几帳面強迫症　211

対抗手段
歪んだ思考の代替は何か？
僕は，自分の頭に浮かんでくることをコントロールすることはできないし，自分のコントロールが及ばないことに罰を与えたりするというのは意味がわからない。僕の経験から言うと，別に僕には聖人にまつわる性的空想はないし，頭に浮かぶことが僕がどんな人間かや，どんなものを信じているかを告発するものでもない。僕は，こういう考えを神様がどんな風に理解するかわからないということを受け入れて，強迫症に立ち向かわなくちゃいけない。

あなたの几帳面強迫症にある認知の歪みにはどのようなものがありますか？

_____

_____

_____

_____

練習

例を見ながら，あなたの几帳面強迫症が喚起される状況の自動思考の記録をしてみましょう。

几帳面強迫症のためのアクション・ツール

曝露反応妨害法をしていくにあたってマインドフルネスが本質的な要素となっていることは，軽視するわけにはいきません。もしあなたが引き金になるような映像に対して曝露を実施するにしても，「僕はこれが嫌いだ」「間違ってる」「全く問題ないさ」と自分自身に言い聞かせながら行うとしたら，汚染されたものに触りながら手を洗い続けていることと変わりません。恐ろしい体験を受け入れずに，拒否していると言えるからです。どちらにしても厳しい取り組みではありますが，強迫的に反応したいという衝動をあるがままに観察することなしには，目的のない苦痛になってしまい

ます。その考えはうんざりするようなものでしょうし，潜在的であるかもしれません。しかし，あなたがすべきことは，その考えがただ通り過ぎるのを眺め，脅威ではないとあなた自身の脳に示すことです。あなたが自身の信仰に自信を持ちたいのであれば，思考は取るに足りないことで，不安に立ち向かうことを踏みとどまらせる力を感情は持たないということも示すべきでしょう。

几帳面強迫症のための実生活曝露

　几帳面さは，さまざまな点で強迫観念になりやすいため，まず最初に自分が何に不安を感じているのかを詳細に知ることが重要です。例えば，あなたがクリスチャンで「悪魔が自分を神に背かせようとしている」という侵入思考を持っているとしたら，曝露のターゲットには頭に浮かぶ悪魔にまつわるものにします。

- どこかに"666"と書いてみたり，PCのデスクトップの背景に設定したりする
- 芸術家の描いた悪魔の絵を見る
- 悪魔のキャラクターが登場したり，悪魔がテーマになった映画を見る

　信仰にまつわる小さな罪を犯すことは，なかなかコツのいることです。そこで，どのような種類の小さな罪ならば，メンタルヘルスの向上という目的のために神様に許してもらえるのかどうかを宗教上のアドバイザーに相談するのは賢い策でしょう。多くの人が以下のことに同意します。例えば，ユダヤ教とキリスト教に共通して，身体は"聖堂"であるというのが聖書で定義づけられています。そのため，脳は身体の中にあるのだから，メンタルヘルスに責任を持たなくてはならないと考えられています。強迫症をそのままにしておくことは，おそらくあなたが間違いを犯すよりも罪深いことです。一方，宗教上のアドバイザーを強迫的な保証のために使う

ことには注意が必要でしょう。彼らは道を示してくれるかもしれませんが，最終的にはその道にあまり従えていないかもしれないという不確かさをあえて受け入れてみようとするあなたが重要になります。

　倫理的几帳面さでは，まずは他の人がしているのを見たらあなたの引き金となるような出来事について，階層表をつくることができるでしょう。

- 周りの人についての否定的な考えを一時的に持ってみる
- 周りの人を傷つけるわけではないが，確実にあなたが不真面目だとわかるような小さな嘘をつく（例えば，使ったお金を実際より少なく報告する，など）
- リサイクルできるものをゴミとして捨てる，残った調味料をシンクに直接捨てる，歯を磨いている間蛇口を開けっぱなしにする，などをわざとする

　覚えておいてほしいのは，ここでの目標は"悪い"人間になることや，神様への愛を失うことではありません。目標は，強迫症に押し付けられる要求から自由になり，**自分自身**が健康的と思える行動をとって生きていくことなのです。

几帳面強迫症のためのイメージ曝露

　几帳面な脚本（scrupulosity script）は，宗教的几帳面さを持つ人にとっては圧倒される，倫理的几帳面さを持つ人にとっては気持ちが沈むように感じられるものでしょう。この方法は非常に効果的ですが，シナリオをつくる時には治療の専門家の手伝いを得ることを勧めます（もしそれが可能ならば）。一人で行うとしたら，まずはあなたの強迫観念と強迫行為を知り，強迫症と戦うために何を受け入れる必要があるのかを考えられるように，「アクセプタンス・スクリプト」から始めましょう（第3章参照）。

　几帳面な脚本は，（偽りに）あなたがそうなりたいと望む正しい人間で

はなく，考えや感情によってあなたがどういう人物かが定義されるものだ，と考えるところから始めます。それから，その定義によってどんな結果が得られるのか，それによってあなた自身やあなたの愛する人はどんな影響を受けるのかを考えます。恐ろしい罰を描写するときは，生きているうちと死後も続くものを考えましょう。以下に，いくつかガイドとなる質問を載せます。

あなたが敬虔で道徳的な方法を取ることに失敗するのはどんなことでしょう？

_____

_____

その誤った選択に責任があることを知ったら，あなたはどんな風に感じるでしょう？

_____

_____

あなたの誤った選択により，他の人はどのような影響を被りますか？

_____

_____

その失敗のせいで，あなたの残りの人生における選択はどんなものになるでしょう？

_____

_____

それらの選択は（あなたの神様や社会から）どのような裁きをもたらされるでしょう？

_____

_____

最後にはどのように罰せられますか？ 詳細に記述してみましょう。

_____

_____

_____

あなたの不安が真実であるとはっきりさせることが目標ではないことを思い出しましょう。目標は，あなたの強迫観念がもたらす考えや感情，身体感覚に触れること，そして，慣れてしまうまであるがままにそれらを持ち続けることです。強迫症が押してくる"もしかしてボタン（meaning button）"なしに，あなたはいつでも自分で"今"に戻ってくることができるのです。

第14章

気にし過ぎ強迫症

　気にし過ぎ強迫症の根本的なテーマは，「**私は何か他の人が全然気にならないものを大げさに気にしてしまっている。気にするのをやめたいのに，やめられない！**」というものです。このような強迫観念は，ある意味**過剰に**マインドフルネスであるともいえるかもしれません。言い換えると，気にし過ぎ強迫症は今現在の状態に過剰に注意を払ってしまう，マインドフルネス**すぎる**強迫観念を持つとも言えるでしょう。しかし，結局あなたの実際の体験から離れてしまうという意味では，気にし過ぎてしまうことはマインドフルネスの邪魔をするものであり，"マインドフルネス狂い"というわけでは**ない**のです。これは単に別の方向からの強迫症の攻撃でしかないのです。マインドフル・アクセプタンスは現在の瞬間の気づきから生じるどのような落ち着かなさもアクセプタンスすることが必要です。気になってしまったことから離れるのではなく，マインドフルネスでは気になってしまったどんな考え，感情，感覚であっても，そのままそこにとどまることが求められます。

　身体強迫観念（**感覚運動強迫観念**や，**身体表現性強迫観念**と呼ばれることもあります）は，意図しない身体の動きについて，気にし過ぎてしまうものを指します。ここに載せたものがすべてではありませんが，典型なものを以下に挙げます。

・呼吸

- 瞬き
- 飲み込むこと
- 姿勢（例えば，腕が他の身体の部分に対してどのような位置にあるか，など）
- 害のないものや原因不明の身体感覚（例えば，かゆみ，体感温度，心拍，など）
- 耳鳴り
- 目の濁り

　その他に，以下のような引き金がきっかけになって気にし過ぎてしまうことも良くあります。

- 害のない音（例えば，鳥やドアベル，車の音など）
- 知っている音楽（頭の中で音楽が繰り返される，ときに"耳にこびりついて離れない"と言われるようなもの）
- 特定のイメージの記憶（害のないものもそうでないものもありますが，どちらにしてもそれが頭の中から離れないような感覚を引き起こします）
- 自分自身の思考のプロセス（考えるのは当然のことですが，それが負担に感じられるほどに気になってしまうこと）

　あなたはどんなものを気にし過ぎてしまって，落ち着かなくなっていますか？

_____

_____

_____

以下のような強迫観念が関係しています。

・「私はもう二度とこれらのことを無意識に行うことはできなくて、ぎこちなくなったり、奇妙な方法でやってしまうに違いない」
・「私の気にし過ぎはどんどん重荷になって、普通にふるまうことができなくなってしまう。そうしたらきっと落ち込んだり、気が狂ったりしてしまう」

あなたの気にし過ぎを受け入れるための取り組みについて、どのような不安が喚起されますか？

強迫行動としては、以下のようなものが典型的です。

・引き金となるものの精神的な確認（呼吸や飲み込むことなど）
・引き金となるものが意識的か無意識的の精神的レビュー
・気づくことへの重要性を精神的レビューする
・（特に治療提供者に対して）深刻な精神疾患のサインではないと保証してもらいたがり、それに時間をかける
・強迫観念が引き起こされるような状況を避ける（例えば、鳥の声を避けるために公園に行くのを避けたり、気にし過ぎて混乱するような社交場面を避ける）

気にし過ぎてしまうことを受け入れられず、どのような強迫行動をとっていると思いますか？

_____

_____

気にし過ぎ強迫症のアクセプタンス・ツール

　どのような種類の強迫症よりも，気にし過ぎ強迫症ではマインドフルネスが治療の鍵となるでしょう。このようなタイプの強迫観念では，アクセプタンスが最も有効な曝露となります。例えるならば，強迫症はそれまであなたが気づいていなかったところに窓を見つけ，開くかのようです。その窓から見えるものに抵抗したり，その窓の**存在自体**を認めないことは，より不安を高まらせるだけです。強迫観念についてずっと考えてしまうことがやめられるわけではないのです。むしろ，考えることや分析するという行為は，考えが浮かんだり消えたりすることを受け入れることとは真逆のことなのです。

　これらの強迫症に固有の問題は，単純に強迫観念の存在に気づくということだけでは不十分であるということです。気づいていることに気づいておきながら，その体験に抵抗するということなのです。これらの強迫症のアクセプタンスでは，まさに気づいていることに気づいているということと戦うのです。つまり，「**私は，もう二度と考えながらでないと食べ物を飲み込むことができないに違いない**」「**この考えるプロセスはいつでも私の重荷になるだろう**」「**この音がいつでも気になってしまうんだろう**」というような邪魔する考えを観察するということを意味しています。

思考を気にし過ぎてしまうこと vs 思考に耳を傾けること

　強迫症があなたの気にし過ぎてしまうことを攻撃してきたときはまさに，とても恐ろしいことに感じるでしょう。あなたの体験を説明すると，自分の考えを"聞いて"いたり，"うるさ過ぎる"ように感じているという言葉で描写することができるでしょう。（強迫症の）訓練を受けていない治療者は，それを聞いて幻聴と混乱し，統合失調症の診断を下そうとするかもしれません。真実とはかけ離れているのにもかかわらず。考えを気

にし過ぎてしまうことは，声を聞くこととは全く異なります。幻聴では，脳の聴覚を司る部分が活発化していることが観察できます。幻聴は，外の音を聞くのと同じように**聞こえている**のです。自身の内からの声に気づくことは，考えを録音して聞いていることとは異なります（いくつかのイメージ曝露では行う方法ですが）。まるで自分の声が音として聞こえるように**感じる**体験ではありますが，侵入思考があるということと幻聴があるということを混同してはいけません。端的に言えば，あなたは狂っているわけではないということです。ただ単に，強迫症でない人に比べて**考えている**ことにより明るいスポットライトを当ててしまっているだけなのです。

> **練習**
>
> あなたの気にし過ぎ強迫症を軽減するに当たって，どんな思考，感情，身体感覚，その他の"自分の内側からの情報"をマインドフルに受け入れる必要があると思いますか？
>
> _____
>
> _____
>
> _____
>
> _____

気にし過ぎ強迫症のための瞑想のコツ

たとえあなたが呼吸にまつわる気にし過ぎ強迫症を持っていたとしても，治療のためには瞑想の練習や実践が有効になります。どのようなタイ

プの瞑想であっても，**考え**に囚われずに今ここの呼吸に戻ってくるための心の筋肉を鍛える手段になります（呼吸だけでなく，階段や食べ物，どんなものであっても瞑想の練習中には今ここにとどまるための錨になります）。呼吸に集中した時，今現在にただいるのか，今現在の状態を**気にし過ぎ**ているのか，どちらかがわかるでしょう。**その考え**が重要です。瞑想という行為をしたことを心にとめ，その効果測定をしましょう。たとえそれが強迫症の思うつぼのように見えても，瞑想をし，呼吸に意識を戻しましょう。「**私は今自分の呼吸のことを考えている。こういう考えが生じてしまうことは受け入れることができるし，呼吸に能動的に取り組んでしまっていることから自由になることもできる。今はそれに気づいているだけだけれど，今の時点で完璧でなくたって大丈夫だ。今はちょっと時間を取ろう。問題解決しようとせずに，放っておこう。もしこの考えが永遠になくならなかったら？ これはまた別の考えだ。この考えも持っていることができるけれど，今は気にせず，呼吸に戻ろう**」

気にし過ぎ強迫症のアセスメント・ツール

　このタイプの強迫症によく見られる歪んだ思考は，気にし過ぎてしまうことが耐えきれず，終わりがなく，人生の楽しみを根こそぎ破壊されてしまうようにすら思えてしまうということがあります。このように，耐えがたい未来についての思考の誇大視や破局的思考が典型的な認知の歪みです。自分が気づいていることや気づいていないことについての「〜すべき」「〜ねば」といったあなたの信念にまつわるものでしょう。認知再構成は，後方支援部隊であるということを思い出しましょう。強迫症から自由になるために戦い，今ここに戻ってくるための手助けをしてくれるデバイスなのです。認知再構成に重きを置くと，治療がより精神的な儀式になりがちです。認知再構成は控えめに使いましょう。

自動思考の記録サンプル	
誘因 何が苦痛・不快を引き起こすか？	**自動思考** 強迫症は，何を言っているか？
自分の瞬きが気になりだす。	僕は普通に瞬きをすることができていない。なぜなら，そのことを考えてしまっているからだ。だから，僕は今以上に瞬きをすべきか，それとも減らすべきかということを決めなくちゃいけない。そうしないと，変に思われてしまう。

あなたの気にし過ぎ強迫症にはどのような認知の歪みがありますか？

_____

_____

練習

例を見ながら，あなたの気にし過ぎ強迫症が喚起される状況の自動思考の記録をしてみましょう。

気にし過ぎ強迫症のためのアクション・ツール

あなたは，自分のしていることが強迫行為のようには思えず，面白くないかもしれません。また，強迫症の精神的な儀式に詳しくない治療者も同

様の間違いを犯してしまうかもしれません。しかし，反応すべきでない考えや感情，身体感覚に反応してしまっているということは，結局強迫行為を行ってしまっているということなのです。

気にし過ぎ強迫症のための実生活曝露反応妨害法

気にし過ぎ強迫症の実生活曝露反応妨害法とは，きっかけを避けることを減らし，その思考から自由になるのではなく，あえて**考える**ことを指します。気にし過ぎ強迫症には，その他のタイプの強迫症同様，望まない思考への気づきに抵抗するいくつかの方法，特に回避や精神的レビューがあります。暴力や汚染への恐怖とは異なり，呼吸や瞬きなどがあまりに普通のことなので，あなたは望まない思考が避けがたいものであると思ってしまっているかもしれません。しかし，ここでの強迫観念は瞬きや飲み込むことなどではありません。瞬きや飲み込むことを**気にしてしまう**ことで，今までのように楽しく過ごすことができなくなり，狂ってしまうのではないかという不安なのです。ですから，本質的には気にし過ぎ強迫症の不安は**精神的な汚染**であり，あなたが不安な考えを取り去る目的で行うことはすべて強迫行為となるのです。そこで，曝露療法ではわざと気になりすぎてしまう状況を作り，精神的レビューや回避したいという衝動と戦うことをします。

考えることの気にし過ぎに対しては，複雑な精神的プロセスが求められる社会的なやりとりにも挑戦してみましょう。例えば，メニューを見て食

対抗手段
歪んだ思考の代替は何か？

僕がどんな風にいつ瞬きをするかなんて重要じゃないし，他の人が変に思うかどうかなんていうこともわかるはずがない。する時はするし，それが居心地悪く感じることだって受け入れなくちゃいけない。このことが問題になるのは，僕が自分の瞬きに気づいているということを問題だと認めた時だけだ。

事を選ぶことなどが挙げられます。メニューを見たら，自分自身に「何を頼んでいいのか全くわからない」と言い聞かせます。そして，たくさんの情報がありすぎるという状態に耐えます。ウェイターが来るまで待ち，来たら思い切って誤った選択かもしれないと思ってもランダムにぱっと選びましょう。

　呼吸を気にし過ぎてしまうことに関しては，意図的に呼吸について瞑想しましょう。自分の呼吸がいつも以上に**気になってしまう**ことに気づいたら，それが最悪なことで，気が狂うかもしれないことだと自分に言い聞かせましょう。大事なことは，これは実際のマインドフルネスな瞑想とは全く異なるということです。マインドフルネスな瞑想では，呼吸についての考えに気づいても，そのままにしておいていいと知っていて，判断なしに思考をそのままにしておけるからです。このような瞑想の形の**曝露**の目的は，あなたの恐怖からくる不安を引き起こし，それに慣れることです。飲み込むことや瞬きを気にし過ぎてしまうことについては，自分自身に間違っていることをしていると言い聞かせながら飲み込む練習をしたり，公共の場で不安を高めてから行うことなどが挙げられます。

気にし過ぎ強迫症のためのイメージ曝露

　気にし過ぎ強迫症と戦うために，アクセプタンス・スクリプトから始めるのはいいアイデアでしょう。1日1回，自分が治療の正しい方向に進んでいることを確認することができます（第3章の「アクセプタンス・スクリプト」参照）。アクセプタンス・スクリプトを作る時は，あなたの強迫観念がどんなものなのか，はっきりと定義することが重要です。これは，侵入思考の中身などの単語ではありません。あなたが永遠に気にし過ぎてしまうと感じることがあなたに**してくる**ことを指します。一度強迫観念をはっきりとさせたら，その強迫観念を払うためにあなたがすることや，保証することはどんなものか考えましょう。そういった考えの存在に抵抗するために，心の中で行ってしまう強迫行為についても考えましょう。

効果的なイメージ曝露の脚本作りのためには，あなたが何を本当に恐れているのかを明確にしておくことが重要です。以下の質問に答えながら，脚本（スクリプト）を作成してみましょう。

永遠に考えてしまいそうなことはなんですか？

_____

_____

この終わりのない"気にし過ぎ"の，何が耐えられない，受け入れられないと感じますか？

_____

_____

"普通"の人々の体験とどんな風に違いますか？

_____

_____

もしこの強迫観念が長い期間続いたとしたら，どんな手段で取り組みますか？

_____

_____

その手段が失敗し，強迫観念が決してなくならないと気づいたら，あなたの精神状態はどうなると思いますか？

_____

_____

_____

　あなたがもはや社会的に機能できなくなったとしたら，どんなことが起こりますか？

_____

_____

_____

　あなたの大切な人は，どう対処すると思いますか？

_____

_____

_____

結末はどうなるでしょう？

_____

_____

_____

　まだこれらの問いに答え，治療に取り組む準備ができていないように感じても，何の問題もありません。もしあなたが今までにこの強迫観念と格闘したことがあるのなら，もう既にこれらの質問に気持ちが動揺させられたり悲観したりすることのないようにたくさんの努力をしていると思います。保証探しの行動や，回避を減らすことからまず取り組んでみましょう。この本を読んでマインドフルネスのスキルを練習し続けていると，あなたの不安により直接的に向き合うことができる準備が整ってくるのがわかるはずです。

ちょっと一休み

　たくさんのことを学んできましたね。第Ⅰ部では，マインドフルネスとは何か，それをどう強迫症の認知行動療法に用いていくのかということがおわかりいただけたでしょう。第Ⅱ部の章をすべて読み終わった，自分に関係のある所だけを読んだ，たった1章でも自分の強迫症にまつわる章を読んだ，など，いずれにしてもあなたが自分の人生の主導権を強迫症から取り戻す大きな一歩になったはずです。今の時点で曝露療法や認知療法，マインドフル・アクセプタンスに挑戦するハードルが高すぎるように感じていても問題ありません。もしあなたが治療者と一緒に取り組んでいるとしたら，その人にこの治療過程は自分に耐えられるペースでやっていきた

いと伝えましょう。自分一人でこのワークブックに取り組んでいるとしたら，あなた自身が治療者です。誰かとの競争や障害を打ち負かすコンテストではないこと，しんどい作業であることを思い出し，自分に合ったペースかどうか見直しましょう。

　もしも練習をしているのにうまくいかないように感じたら，第Ⅰ部に戻ってより広い概念を振り返りましょう。もしくは，一旦休憩し，強迫症との戦いに伴う不安に取り組む準備ができたと思ったらもう一度チャレンジしましょう。もしまだこの本を読んでいるだけで，練習はできていないという場合でも大丈夫です。次に進むための体力をつけている段階なのです。敵をよく知りましょう。戦い方がわかったと思った時に戦い始めましょう。

第Ⅲ部
マインドフルネスと強迫症，そしてあなた

　ここまで本書では，あなたとあなたの強迫症に焦点を当ててきました。しかし，強迫症が考え方や感じ方，感覚に影響を及ぼすだけではないことにも気づいているでしょう。現実生活やあなたの愛する人々，仕事や必要なサポートに至るまで，すべてが強迫症の影響を受けるのです。ここからは，強迫症と生きる時につきものの課題や，強迫症について話し合うこと，援助を受けることなどについて扱っていきます。もちろんマインドフルネスはこの領域でも活躍してくれます。

第15章

強迫症体験を共有する

　強迫症とわかっているかどうかは人それぞれですが，あなたが何かに苦しめられていて，明らかにそのために幾ばくかの時間を取られていることに周囲の人は気づくものです。居心地の悪い質問をされることもあるでしょう。もちろん，質問する側もさまざまではありますが，誰かが強迫的に振る舞っているときに好奇心を抱くのはとても自然なことです。例えば，彼らはあなたが家を出る前に大量の石鹸を使って長い時間手を洗うことに気づくかもしれません。もしくは，ただ単にあなたが**気にし過ぎ**であることに気づいているだけかもしれません。「何について考えてるの？」「どうかしたの？」と，彼らは聞いてくるでしょう。本当のことを言ったらどんな顔をされるか！

人々は何を見ているのか

　周囲の人があなたの強迫症に気づく瞬間や気づき方について考えてみましょう。もしかしたら，この文章を読んだだけであなたは**「みんな私の強迫症に気づいてるの？　どんな恐ろしいことを考えてるのかしら？」**と，自己関係化や読心術をすぐに始めてしまうかもしれません。まず，自分がこんな風にすぐに結論を出したくなったり，ラベルづけをしがちであることに気づきましょう。すぐに自分の考えに走らないで，外に目を向けてみましょう。人々は実際には何を見ているのでしょう？　居心地が悪くなる

と突然会話をやめてしまうあなた？ それともコンビニで手前から2つ目の**きれいな**カップをわざわざ取っているあなた？ 仕事に遅刻してくるあなた？ 強迫症のせいであなたが何か今までと異なって見えるとしたら，どんなことでしょう？ 書いてみましょう。

_____

_____

_____

　あなたの行動について誰かに聞かれたときにどんな感情が湧き上がってくるかは，その質問のされ方に左右されることが大きいです。強迫症についてどんな聞かれ方をされることが一番きついですか？

_____

_____

_____

　どんな風に感じるのでしょう？

_____

_____

_____

強迫症について聞かれることを避けられないとしたら，どんな風に聞かれたいですか？

_____

_____

_____

　この経験があなたに気づかせてくれる感情は，どんなタイプのものですか？

_____

_____

_____

　マインドフルネスは，あなたが信じていることと実際に起きていることをしばしば分けてくれます。過去の反応を思い返してみると，あなたの強迫症を他の人がどう見るかと言うことと，あなたがどう見られるかと考えることとの間には違いがあるということがわかるでしょう。

誰に知らせるの？

　強迫症はごくありふれた精神衛生上の問題なので，強迫症（あるいはあなた自身）自体を何かまるで奇妙な，不気味なものとして扱うのは，馬鹿げたことです。また強迫症を，目にしたままの臨床的な問題としてではな

く，一つの性格欠陥として扱うことは，治療の妨げとなってしまいます。よってあなたの強迫症を共有するにあたり，強迫症を（マインドフルに言えば）まさにあるがまま共有できることが，臨床的には必要となってきます。

打ち明けることのメリットとデメリット
　強迫症について打ち明けることのメリットとしては，以下のようなものがあります。

- 親しい関係がより親密になるかもしれません
- 職場や学校で症状に関連して何らかの融通がつくかもしれません
- 秘密に関する考えや気持ちを容認しやすくなるかもしれません（ただし，強迫的な告白には注意しましょう）
- 適切な助けを得やすくなるかもしれません

　あなたの強迫症に関する情報を打ち明けることで，どのようなメリットを得られる可能性がありますか？　また，誰にだったら打ち明けられると思いますか？

_____

_____

_____

　強迫症について打ち明けることのデメリットとしては，以下のようなものがあります。

・強迫症について理解したり受け入れたりすることが困難な場合，その相手との関係が難しくなってしまうかもしれません
・職場や学校にある偏見が明らかになるかもしれません
・打ち明けることについての強迫観念を育ててしまうかもしれません
・健康保険問題が複雑になるかもしれません

あなたの強迫症に関する情報を打ち明けることで，どのようなデメリットが生じる可能性がありますか？ また，絶対に打ち明けるべきでない相手はいますか？

_____

_____

_____

先ほどの質問で，"可能性" という言葉を使ったことに注目してください。誰に何を打ち明け，理解してもらえるかということに関しては不確定要素が多いのです。先ほどの質問はあなたに考える機会は与えてくれますが，依然として想像は想像でしかありません。強迫症を打ち明けようと思った時には，このような不安を感じることが当たり前であるということも覚えておいてください。

「あなたの強迫症って，なに？」

あなたの強迫症がどんなものかというのは，とても個人的なことではありますが，あなたが強迫症を周囲に打ち明けた時にすぐに聞かれることでもあります。もしだれかが過敏性腸症候群（IBS）であると打ち明けたと

したら，行儀のいい返事は「それは大変だね」くらいのものでしょう。まさか誰も「1日に何回くらいトイレに駆け込むんだい？」とストレートには聞かないはずです。しかし，強迫症に関してはメディアの影響もあるかもしれませんが，どんな"種類"の強迫症で，どんな行動をしてしまうのかということを聞いていいと思われがちです。決して彼らはあなたを不快にさせたいわけではありません。悪意があるわけではなく，無知であるだけなのです。

どんな風に考えるのかを説明する

　強迫症について打ち明けることを選んだら，そこに忍びこむ認知の歪みに注意しましょう。例えば，あなたは自分の強迫症について**完璧**に説明しなくてはいけないと考えるかもしれません。別に，**何も**完璧にする必要なんてありません。

　打ち明けた相手の反応から破局的思考に陥ってしまうかもしれません。しかし，実際にどんな反応が返ってくるかはわかりませんし，相手の反応によってあなたにどんな考えや感情が生じるのかもわからないのです。打ち明けた相手があなたやあなたの強迫症についてどんな風に思うかについて，読心術や自己関係化が妨げになることもあるでしょう。

　第2章の「認知の歪みに挑戦する」のセクションを一度振り返ってみましょう。強迫症について打ち明けることを決意した要因は，どんなものでしょう？

_____

_____

_____

誰かにあなたの強迫症について完璧に説明することは難しいでしょう。いくつかの例を挙げます。

- 「僕は特定のことの細かい部分がすごく気になっちゃうんだ。何度も繰り返し考えて，自分にとってそれがすごく大事なことになっちゃうんだ。それで動けなくなっちゃうんだ」
- 「私の脳は危険かもしれないことに対してすごく敏感になっていて，危ないかもって思うとその事態を避けたくなって，向き合わなくて済むようにしたくなっちゃうの」
- 「時々，僕の頭の中はなりたくない自分になってしまうんじゃないかっていう考えでいっぱいになってしまって，すごく落ち着かなくなっちゃうんだ。だから長い時間をかけて正しいって思うことをするんだけど，それにものすごくエネルギーを使ってしまうんだ」

このような例を見て気づいてほしいのは，いずれの説明もあなたの具体的な強迫観念は打ち明けていないということです。どこまで打ち明けるか，というのはあなたが決めることで，質問してきた人が決めるわけではありません。下の空欄を使って，あなたがどんな風に説明することができるか，いくつかアイデアを書き出してみましょう。自分の心の中の最もプライベートな部分を，誰かれ構わず見せる必要はありません。

_____

_____

_____

_____

理解を深める

　友達や同僚，恋人などに強迫症を打ち明けると，ほっとする一方で不満に感じるということもよくあることです。せっかく話したのに**わかってもらえない**という感じがするかもしれません。告白を受けた側の強迫症ではない人が，葛藤的な新しい情報に対して消極的になってしまうようなメンタルヘルスに関する先入観を持っているためということもあります。言い換えると，彼らは**本当の意味で**わかろうとしているわけではない，ということです。

　しかし，さらによくあるパターンは，打ち明けたことをよく聞いてくれて，「わかった」と言ってくれたとしても，真に受け入れることは難しいということです。「**なるほどね。でも，強迫行為はしない方がいいってことはわかってて，しかも怖いって思ってるものは強迫観念でしかないってわかってるなら，どうしてやめられないの？**」と彼らは言うでしょう。それは，強迫症でない人が強迫症を理解したいと思って発する叫びかもしれません。しかし，強迫症に苦しむ人からすればそれは攻撃とも感じられたり，強迫症が理解されずに孤独になりやすいという考えを強化することにしかならなかったりします。

　本当のことを言えば，相手が強迫症でない限り，完全にわかってもらえるということはないと思っていた方がいいでしょう。それは，わからなくてはいけないわけでもないということでもあります。強迫症と生きるということは，不確かさとの格闘をマインドフルに受け入れるということです。あなたの手は100% きれいでなくてはいけないわけでもないし，あなたの考えは100% 安全でなくてもいいのです。ですから，あなた以外の人にも100% 理解されていなくてもいいのです。80% で十分，その相手はあなたのことを理解しようとしてくれていると言えるでしょう。それで OK です。

あなたは，**他の人**のことを 80％しか理解できないかもしれません。しかしもしその相手があなたにとって非常に重要だったり親友だったりした場合，80％しか相手と繋がれていないとしても十分だと感じられる方法はまだあります。少し時間をかけて，あなたにとって最も近しい人に強迫症の何を一番理解して欲しいと思うのか，考えてみましょう。例を挙げましょう。

- 強迫症が何をしてきたとしても，僕は決して愛する人のことは傷つけない
- 彼がこの世で一番恐れていることと同じくらい，私は私にとっての引き金になるものを恐れている
- 僕は信頼に足る人間だ
- 僕は狂ってない

あなたにとって最も強迫症について理解してもらいたい人に対し，どんなことをわかってもらえていたらいいですか？

_____

_____

_____

あなたの抱く思考や感情が他の人には完璧には理解されないことと，強迫症がそのギャップを埋めようとしてくることとのどちらも見つめることがマインドフルネスです。ギャップはあってもいいのです。むしろそれ自体もあなたにとっての曝露にもなるでしょう。

第16章

マインドフルネスと共に歩む

　強迫症は慢性疾患であるために，治療の最終段階は，障害への対処の仕方をマスターすることと言えます。強迫症に完治はありません。定義としては，強迫症は普通のことが大げさになってしまう障害なのです。望まない思考や感情，身体感覚は普通の出来事であり，それらを回避したいと思うのも普通のことです。逃げるために取る方法は，どんなに強迫的であったとしても，基本的には普通のことなのです。その強迫観念と強迫行為の**サイクルに閉じ込められ**，悪循環によってあなたの機能が損なわれることこそが，強迫症を障害たらしめているのです。ただ単に望まない思考や感情，身体感覚といった普通の出来事があるためではないのです。

　マインドフルネスは，強迫症症状と戦うための武器の中でも優秀なものの一つです。認知行動療法のテクニックと併用して，人生を通して熟練していくことができます。それは，武道の達人が優勝ベルトを手に入れた後もトレーニングを続けることと同様です。あなたはマインドフルネス認知行動療法の黒帯有段者になることができるでしょう。しかし，永遠に終わることがない修行であるということを受け入れなくてもなりません。それは，極端な絶食ダイエットではなく，生活習慣を見直すダイエットのような，ゴールがなかなか定めにくいトレーニングだということもできるでしょう。

　その他の慢性疾患同様，強迫症の症状には波があるでしょう。しかし，あなたの強迫症症状を強くしたり，強迫症に対処する力を弱めたりする要

因になるものもあります。それは，**ストレッサー**です。どのようなストレッサーがあなたの強迫症を悪化させるのかを知っておくことは，症状が強まった時のために備えることや，悪化して手がつけられなくなる前にマインドフルネスや認知行動療法のスキルを使うために有効でしょう。

ストレスとは

　結局のところ，よくあるストレスというものほど強迫症を悪化させる原因になるものはありません。ストレスは，強迫症によって引き起こされるものもあれば，日常の中で起きるさまざまな出来事によって引き起こされるものもあるでしょう。しかし，私たちが生きる現代がストレスに満ちたものであり，ストレスを感じるような責任を負わされる機会が多いということもまた，事実です。もしあなたが長時間労働をしていたり，子育て中であったり，経済的な問題を抱えていたり，持病があったとしたり，その他どんな問題を抱えていたとしても，それは"ストレス"になりうるのです。

　予想されるストレスフルな出来事に対して，なんとかやりようがあると感じていたとしたら，それは**受け入れられる**ストレスと言えます。どうにもやりようがないと感じてしまうものは（もちろん実際にはどうにかはなるのですが），**受け入れられない**ストレスと呼びます。あなたがストレス下に置かれた時，侵入思考や強迫的衝動はより強くなり，そこから回避したり自分を守ったりしたいと感じる気持ちも強まります。あなたの人生において，強迫症以外にどんな事態がストレスになりますか？

_____

_____

これらの事態が起きると予想できていれば，ストレスフルな出来事に対処したり受け入れたりするためにマインドフルネス認知行動療法のスキルを使うことができます。もし今挙げたストレスのうち，変えられる事態があるなら積極的に変える努力をしましょう。それは，生じるストレスをどうにかしようと対処するよりも効果的なことです。例えば，残業時間を短くすることや折り返しの電話を最低限にすること，子育てに関するサポートを利用することなどです。おそらく，あなたはそのように自分を楽にしてあげることに関して，罪悪感を抱いたり，自分が役立たずで他の人に迷惑をかけているように思えたりするでしょう。そのような考えや感情を，マインドフルネスのスキルを使ってあるがままに受け入れましょう。そうすればそれが新たなストレスになることは避けられます。あなたがストレッサーを減らそうとした時，他にはどんな考えや感情が浮かんでくると思いますか？

_____

_____

_____

　最後に，最も重要なことは，もしストレスがあなたの強迫症を悪化させたとしても，それは心の中の雑音のボリュームが上がっただけだということです。その考えが重要かどうかの指針ではありません。ストレスフルな状況では，手を洗う回数や鍵を確認する回数が増えることや，性的あるいは攻撃的な考えについて何度も反芻することもあるでしょうが，それはどのくらい汚いか，安全か，脅威的かということとはなんら関係ないということを覚えておきましょう。それはただ単に症状が悪化したために起きていることなのです。**「別に状況は何も変わっていないんだ。ただ，ストレ**

スのために引き金に対して僕が反応しやすくなってしまってるだけだ。僕は，はっきりとしないものに耐えなくちゃいけないし，強迫症にエサを与えないためにも，強迫行為をしてはいけないんだ」ということを思い出しましょう。

強迫症の女性とホルモンの変化について

　Nienke Vulink とその同僚は，ホルモンの変化と強迫症状の悪化に相関関係があるということを示唆しました（2006）。生理（生理前も含む），更年期，妊娠などはすべて強迫症を悪化させることがあると言われています（ただし，妊娠期間中は症状が減じるという研究もあります）。私たちは，面接室にとても混乱して現れる女性のクライアントを何人も見たことがあります。彼女たちは突然襲って来た症状の再発に圧倒され，今まで取り組んできたことが全くの無駄だったと語ります。強迫症と生きるのがどんなに大変で，治すためにいかに努力が必要で恐ろしいことに挑戦しなくてはいけないかということを散々話し合った後で，「そういえば，生理中でもあるんです」と報告されたことが何度もあります。また，妊娠中や出産後に赤ちゃんを傷つけてしまうのではないかと強迫的になり，明らかに症状が悪化することもあります。

　ホルモンの変化に敏感な女性もいますが，もしあなたが妊娠や月経周期と強迫症状の悪化に関係があるように感じられたら，マインドフルネスを試してみることができます。引き金に対して反応しやすくなっているのはホルモンの影響だからだと，嵐が来る前に落ち着いて考えてみましょう。そうすれば，強迫症をモンスターが再来したように感じるのではなく，単なるホルモンのバランスによる身体の変化の一つと思えるでしょう。ここで，自責モードになってはいけません。自分を弱い人間だと批判しないでください。強迫症と戦いたくても，身体の中で戦争が起きているのですからそれどころではないのもしょうがありません。その代わりに，考えや感

情のボリュームの調節ネジを積極的に回そうとはせず，上がったり下がったりするままにしましょう。ただ変化を見つめるだけです。いつかは必ず去っていくのですから。

不適切な対処法略について

　マインドフルネスは，物事をそのまま受け入れるための技法です。あなた自身を受け入れられるようにすることで，あなたを変えていきます。これは成立しうる矛盾です。マインドフルであるということは，あるがままの現実に開かれているということです。しかし，現実は痛みや侵入思考や不安，疑念といったものがつきものです。あなたにとって現実とは，強迫症を抱えているということでしょう。そのため，**非現実**の状態というのは，マインドフルネスとは対極にあるといえます。薬の過剰服薬やアルコール，ドラッグ，ポルノなどは，すべて非現実への逃避手段です。もちろん，今挙げたものすべてが悪だと言うわけではありません。しかし，もし回避の手段として使うのであれば，それはあなたの強迫症の治療に対しては妨害的なものになります。

　時々，私たちが気分を良くするためや，居心地の悪い現実から逃げるために取る手段自体が，ストレスになることがあります。望むままに誘惑され，心に多大な**非現実性**を強要し続けることで至る静寂さは，強迫症をつけあがらせるだけです。回避は，現実は**耐えがたい**ものであるというメッセージを明確にあなたに送ってきます。ですから，一時的に非現実の世界を楽しみ，高揚していたとしても，強迫症はあなたを連れ戻そうと待ち伏せし，あなたがなぜその現実から立ち去ったのかということを思い出させてきます。

　すべての回避が悪いものや破壊的なものであるというわけではないと言ったように，一時的に前向きで適応的な行為をすることは，より健康的な見方を手に入れることに役立ちます。休暇や運動もストレスから距離を

取るために良いでしょう．もちろん，そのように特別に意味のある行為でなくても構いません．お気に入りの TV 番組を見たり TV ゲームをしたりするということも，過度でなければつらい現実に一日中向き合うことへのご褒美になるでしょう．どのようなストレス解消法が適応的で，どのようなものは破壊的なのか，あなたのパートナーや治療者と相談することが重要になるでしょう．

　もしあなたが何らかの依存症と戦っているのであれば，強迫症の治療と並行して（もしそれまで始めていなかったら）治療を受けることが重要です．互いに悪影響を与えている一方，依存症は専門の治療戦略が必要とされる強敵なのです．

　あなたの人生をより良くするような適応的なストレス解消法にはどんなものがありますか？

_____

_____

_____

　事態がより悪くなってしまうような破壊的なストレス解消法にはどんなものがありますか？

_____

_____

_____

その他のストレッサー

その他にも，以下のようなストレッサーが強迫症の悪化を招くことがあります。

- その他のメンタルヘルスの問題（うつ病や双極性障害，パーソナリティ障害など）
- 不眠症やその他の睡眠にまつわる問題
- 家族の問題
- 仕事の問題
- 経済的問題
- 医療保険の問題

あなたの強迫症症状の増加と関係しそうなストレッサーにはどのようなものがあるでしょう？

_____

_____

上記に挙げたストレッサーがあなたの強迫症を悪化させていることに気づいた時には，どのようなマインドフルネスの考えが有効でしょう？

_____

_____

_____

自動思考の記録サンプル

誘因 何が苦痛・不快を引き起こすか？	自動思考 強迫症は，何を言っているか？
ストーブの確認がまた激しくなった。	前はうまくやれていたのに，今は前の状態に戻ってしまった。僕は失敗したんだ。ということは，もう二度と強迫症をコントロールすることはできないんだ。
ホラー映画を見た後に，驚くほど強い不安に襲われた。	以前取り組んだ曝露反応妨害法で，こういうことは全部乗り越えておくべきだったわ。こうやってまた加害にまつわる強迫観念にからめとられて，今回はもううまくやれないかもしれない。

ちょっとした失敗と再発

　完璧で居続けることをゴールにするのは誰にとっても適切なことではありません。マインドフルネスや認知行動療法のスキルを完璧にマスターしたからといって，もう一切望ましくない体験をしなくて済むかというと，そういうわけにはいかないのです。もしあなたが強迫症治療のためにマインドフルネス認知行動療法を使い，挑戦するのであれば，生活の質をより良くすることができます。しかし，途中で躓いてしまうこともあるでしょう。そうするとあなたは，**「やっぱりね」**と思ってしまい，強迫症の張った蜘蛛の巣に絡め取られてしまいます。そして，蜘蛛に噛まれないためには何をしなくてはいけないのかと考え出すと，マインドフルネス認知行動療法のアドバイスに全く従わなくなってしまっていることに気づくでしょう。躓いてしまったときに，それをどう捉えるかということが，どのくら

> **対抗手段**
> 歪んだ思考の代替は何か？
>
> これは，僕がストレス過多の状態に置かれた時にこういう衝動に駆られやすいということを確認するいい機会だ。自分を責めたってなんにもいいことはないし，強迫症の治療にもならない。今僕はしんどい状況の真っ最中だってことだ。
>
> 未来に起きることなんて，私にはわからないわ。調子には波があるっていうことはわかっていたし，こんな風に不安が引き起こされたのはずいぶん久しぶりなんだから。ということは，しばらくはうまくやっていたってことだし，もし必要があればまた治療者にブースターセッションをやってもらえばいいわ。ホラー映画はこうやって時々引き金になるってこともわかった！

い強迫症に苦しめられるかということを左右してきます。

ちょっとした失敗は，再発ではありません

　強迫行為をしてしまったからといって，いつでも振り出しに戻るということではありません。強迫症のマネージメントができるようになるというのは，大抵強迫的な行動の重要度や頻度が下がることを指します。もしあなたが先週はストーブが消えているかどうか2回確認してしまわないよう挑戦して成功できたのに，今週になって急にストーブを2回も3回も確認するようになったからといって，先週の挑戦が無駄になったわけではありません。もしあなたが自身の強迫的な思考に対してパートナーに確認することを二週間我慢できていたのに，ある日「ねぇ，一つだけ聞いてもいい？」という言葉が自分の口からこぼれたことに気がついたとしても，それは強迫症退治に失敗したことを意味するのではありません。

　自動思考記録表を使って，ぶり返しにつながりそうな歪んだ思考にチャレンジしてみましょう。例えば，ストーブを消したかどうか強迫的に確認してしまうことにチャレンジしていると想像してください。その時に，何らかのストレスが重なると，居心地の悪さに耐える力が弱まってしまうように感じるでしょう。あなたは，その衝動に立ち向かい，耐えなくてはいけないとわかってはいますが，その日は立ち向かうほどの強さがありません。そうすると，あなたは以前の使い慣れた方法に戻るしかなくなってし

まうのです。

　強迫症のためのマインドフルネスでは，視野を広くすることが必要です。それは，でこぼこ道の山を登ることに例えられます。岩に躓くことや膝を擦りむくこと，時には一旦下ることもあるでしょう。ちょっとした失敗は，そのことを教えてくれるのです。そんな時には，「**お，やるな強迫症。また捕まえられちゃったよ**」と言えるといいでしょう。そして，不確かさに耐えることができなくてどんな強迫行為を選択してしまうのかを思い出し，それに対処できるように準備しましょう。

第17章

助けを得る

　この本を読んでいるということは，あなたは何かうまくいかないことがあるという結論に達しているからだと思います。あなたは既に自分が強迫症だとわかっていたのかもしれません。もしくは，望まない思考や感情に悩まされていたところに，"強迫症"という名称がついたことで，ほっとしているところかもしれません。どちらにしても，この問題について結論が出て，何か対策をしたいと考えているところでしょう。その問題について"メンタルヘルスへの挑戦"と名付けたいか，ただ単に変化への準備ができたと考えるかは，あなたの自由です。この本は，自助本ですから，あなたは明らかに自分でこの問題になんとか取り組もうとしたのでしょう。私たちは，今まで述べてきたような方法を実行すると，あなたの症状を減らすだけでなく，あなたの強迫症的なものの見方まで変えることができると信じています。とは言っても，マインドフルネス認知行動療法の訓練を受けた強迫症の専門家と一緒に取り組むことの価値は否定できません。あなた自身の非批判的な観察者になることを学ぶことは，とても重要なことです。訓練を積み，自信を持った治療者は，まず無批判的な観察者の立場をあなたに見せてくれるところから**始める**でしょうが，それは**あなたにとってものすごく価値がある**体験になります。

　助けを求めるのは恐ろしいことです。強迫症の思考は，助けを求めるあなたを弱虫のように決めつけるでしょう。いつ，どこで，どんな助けを得るか認識できていることの方がよっぽど強いことの表れだという真実を，

見えなくさせてしまうのです！　私たちがここで話し合っているのは，あなたの人生についてなのです。投薬治療のマネージメントをする精神科医であろうが，治療プログラムを提供してくれる認知行動療法のセラピストであろうが，脳の化学物質を変えてくれることや，ものの考え方を変えてくれることに関係する誰かを求めているということなのです。これは，とても価値のあることですし，誰を選ぶか，その人はどのようなプロフェッショナルなのかということが大切になってきます。

　もしあなたが強迫症との戦いに専門家の助けを得ることに抵抗を感じるとしたら，それはどのような考えや思考が関係していそうですか？　今思いつくものを書いてみましょう。

_____

_____

_____

どこで始めましょう

　治療法によってその強みや弱みは異なりますが，強迫症に対して最も理解され，研究され，効果的な治療法は認知行動療法です。あなたの住む地域の強迫症の専門家を見つける一番直接的な方法は，www.ocfoundation.org/treatment_providers.aspx にアクセスすることです（訳注：これは海外でのサイトになります。日本でもいくつか情報サイトはありますので，検索してみてください。例えば，NPO法人 OCD-Japan　http://ocdjapan.kenkyuukai.jp など）。The International OCD Foundation（IOCDF）は，強迫症に専心する最大の非営利組織であり，膨大な信頼できるリソースを備えています。もし地元に強迫症の専門家を見つけることが難しければ，

オンラインや電話を使うことはできないか確認してみてください。また，グループセラピーや集中治療といった選択肢も探すことができるでしょう。

もしIOCDFにあなたの地域に適した専門家が登録されていない場合，その他の検索サービスを使って探すこともあるでしょうが，その際は彼らの強迫症治療経験についてきちんと質問してください。

何を聞くべきでしょう

治療者に電話をする時，あなたが一番最初に聞くべきことは，その治療者が強迫症治療の経験がどのくらいあるかと，強迫症治療のトレーニングをどのくらい受けているかです。多くの治療者は，自分が扱うことのできる障害の長いリストの一部に強迫性障害も含めていますが，最も効果的な方法で治療するほどには十分に強迫症に精通していないかもしれません。特に，曝露と反応妨害については忘れずに確認しましょう。強迫症の治療に曝露反応妨害法は必要不可欠です。

実行する時

強迫症の専門家はたくさん話し，質問します。彼らは，強迫症の治療とあなたの目標を達成するための方針に目を向けています。治療の概念について説明し，ホームワークを課し，取り組んだホームワークの確認をします。可能であれば，面接の中であなたが正しく治療に取り組めるよう関わります。「自由連想をしなさい」や「ただ頭に思い浮かぶことを話してください」と言う治療者はいません。これはお金の無駄であるだけではなく，強迫観念を悪化させる可能性もあるからです。

つまり，治療はあなたが持っている考えや感情がどうして生まれたのかを探索するような分析ではないということです。すべての原因や秘められた過去を明らかにする必要はありません。そのような分析的な治療は，自

分自身についての貴重な洞察を与え，何らかの役に立つ可能性もあるかもしれませんが，強迫症との戦いには効果がないでしょう。むしろ，より考えることに専念するようになるかもしれませんが，強迫症の治療をしようと思った時，既に十分考えたでしょう。もう考えるのはやめて，行動に移しましょう！

追加のマインドフルネストレーニング

　あなたがこのワークブックやその他の自助本などを使って自分で治療をしていたり，強迫症の専門家の治療を受けているとしたら，追加でマインドフルネスのトレーニングを受けることも効果的でしょう。マインドフルネスに関するセミナーや瞑想合宿，その他にもあなたのマインドフルネスの理解を広げてくれるような機会はたくさんあります。一般的なマインドフルネスの知識を得たり練習したりすることは，あなたが強迫症と戦うことに確実に貢献してくれるでしょう。

深呼吸しましょう

　たくさんの情報を学んできましたね。この本が手元にあるということは，あなたが望まない思考や感情とも一緒にいるということです。願わくば，あなたが安心や穏やかさを感じ，将来について希望が持てていますように。自分自身にお疲れさまと言ってあげましょう。今そういうことができるということは，自分に何かを与えることができるということです。あなたが自分自身を褒めたり助けたり，自分に優しくできるということです。強迫症との戦いにもかかわらず，人生を歩んでいることにもお疲れ様と言ってあげましょう。そして，強迫症ではない生活に踏み出すのです。

　このページの最後の言葉を読み終えたらすぐに，もう一度最初に戻って，**自分自身について**書かれていることや意味がありそうな内容を読み返

したい衝動に駆られていることに気づくことでしょう。その衝動は普通のことですが，せっかくですから今**この**時を純粋に味わいましょう。

　読み終わったら本を一旦閉じて，一息入れましょう。おそらく，あなたはやるべきことが山積みだと感じているでしょう。治療のために専門家に連絡をすることや，強迫症との戦い方を上達させること，戦う場所を用意することなどです。もしくは，もう何もやる気力がわかない状態かもしれません。常により良くしようと努力し続けるのではなく，ちょっとの間だけでもゆっくりできるといいでしょう。ですから，今は何もしなくていいのです。

　早く何かに取り組みたい気持ちや，強迫症と戦いたい気持ち，もしくは何もしたくない気持ちなど，今のあなた自身の状態をそのままに感じましょう。そのような気持ちを抱えたまま，感じていることを感じたままでいるということは必要不可欠なことです。戦いは既に始まっているのです。

文献

Aardema, F., and K. O'Connor. 2007. "The Menace Within: Obsessions and the Self." *Journal of Cognitive Psychotherapy* 21 (3):182–97.

Abramowitz, J. S. 2006. "The Psychological Treatment of Obsessive-Compulsive Disorder." *Canadian Journal of Psychiatry* 51 (7):407–16.

Barrera, T. L., and P. J. Norton. 2011. "The Appraisal of Intrusive Thoughts in Relation to Obsessional-Compulsive Symptoms." *Cognitive Behaviour Therapy* 40 (2):98–110.

Bell, J. 2007. *Rewind, Replay, Repeat*. Center City, MN: Hazelden.

Bennett-Levy, J. 2003. "Mechanisms of Change in Cognitive Therapy: The Case of Automatic Thought Records and Behavioural Experiments." *Behavioural and Cognitive Psychotherapy* 31 (3):261–77.

Berman, N. C., J. S. Abramowitz, M. G. Wheaton, C. Pardue, and L. Fabricant. 2011. "Evaluation of an In Vivo Measure of Thought-Action Fusion." *Journal of Cognitive Psychotherapy* 25 (2):155–64.

Bloch, S. 2004. "A Pioneer in Psychotherapy Research: Aaron Beck." *Australian and New Zealand Journal of Psychiatry* 38 (11–12):855–67.

Brady, R. E., T. G. Adams, and J. M. Lohr. 2010. "Disgust in Contamination-Based Obsessive-Compulsive Disorder: A Review and Model." *Expert Review of Neurotherapeutics* 10 (8):1295–1305.

Cha, K. R., M.-S. Koo, C.-H. Kim, J. W. Kim, W.-J. Oh, H. S. Suh, and H. S. Lee. 2008. "Nonverbal Memory Dysfunction in Obsessive-Compulsive Disorder Patients with Checking Compulsions." *Depression and Anxiety* 25 (11):E115–20.

Chödrön, P. 1991. *The Wisdom of No Escape: And the Path of Loving-Kindness*. 1st ed. Boston: Shambhala Publications.

Ciarrocchi, J. W. 1995. *The Doubting Disease: Help for Scrupulosity and Religious Compulsions*. Mahwah, NJ: Paulist Press.

Clark, D. A. 2005. "Focus on 'Cognition' in Cognitive Behavior Therapy for OCD: Is It Really Necessary?" *Cognitive Behaviour Therapy* 34 (3):131–39.

Clark, R. E. 2004. "The Classical Origins of Pavlov's Conditioning." *Integrative Physiological and Behavioral Science* 39 (4):279–94.

Einstein, D. A., and R. G. Menzies. 2004. "Role of Magical Thinking in Obsessive-Compulsive Symptoms in an Undergraduate Sample." *Depression and Anxiety* 19 (3):174–79.

Fairfax, H. 2008. "The Use of Mindfulness in Obsessive Compulsive Disorder: Suggestions for Its Application and Integration in Existing Treatment." *Clinical Psychology and Psychotherapy* 15 (1):53–59.

Frost, R. O., and V. Hristova. 2011. "Assessment of Hoarding." *Journal of Clinical Psychology* 67 (5):456–66.

Hayes, S. C. 2005. *Get Out of Your Mind and Into Your Life: The New Acceptance and Commitment Therapy.* With S. Smith. Oakland, CA: New Harbinger Publications.

Houghton, S., D. Saxon, M. Bradburn, T. Ricketts, and G. Hardy. 2010. "The Effectiveness of Routinely Delivered Cognitive Behavioural Therapy for Obsessive-Compulsive Disorder: A Benchmarking Study." *British Journal of Clinical Psychology* 49 (4):473–89.

McCallie, M. S., C. M. Blum, and C. J. Hood. 2006. "Progressive Muscle Relaxation." *Journal of Human Behavior in the Social Environment* 13 (3):51–66.

Moritz, S., D. Jacobsen, B. Willenborg, L. Jelinek, and S. Fricke. 2006. "A Check on the Memory Deficit Hypothesis of Obsessive-Compulsive Checking." *European Archives of Psychiatry and Clinical Neuroscience* 256 (2):82–86.

Nickerson, R. S. 1998. "Confirmation Bias: A Ubiquitous Phenomenon in Many Guises." *Review of General Psychology* 2 (2):175–220.

Peck, M. S. 1978. *The Road Less Traveled: A New Psychology of Love, Traditional Values, and Spiritual Growth.* 1st ed. New York: Touchstone.

Rector, N. A., A. R. Daros, C. L. Bradbury, and M. A. Richter. 2012. "Disgust Recognition in Obsessive-Compulsive Disorder: Diagnostic Comparisons and Posttreatment Effects." *Canadian Journal of Psychiatry* 57 (3):177–83.

Ruscio, A. M., D. J. Stein, W. T. Chiu, and R. C. Kessler. 2010. "The Epidemiology of Obsessive-Compulsive Disorder in the National Comorbidity Survey Replication." *Molecular Psychiatry* 15 (1):53–63.

Saxena, S. D., E. Gorbis, J. O'Neill, S. K. Baker, M. A. Mandelkern, K. M. Maidment, S. Chang, N. Salamon, A. L. Brody, J. M. Schwartz, and E. D. London. 2009. "Rapid Effects of Brief Intensive Cognitive-Behavioral Therapy on Brain Glucose Metabolism in Obsessive-Compulsive Disorder: PET Study of Brief Intensive CBT for OCD." *Molecular Psychiatry* 14 (2):197–205.

Siegel, D. J. 2007. *The Mindful Brain: Reflection and Attunement in the Cultivation of Well-Being.* New York: W. W. Norton and Company.

Staddon, J. E. R., and D. T. Cerutti. 2003. "Operant Conditioning." *Annual Review of Psychology* 54 (1):115–44.

Vulink, N. C., D. Denys, L. Bus, and H. G. Westenberg. 2006. "Female Hormones Affect Symptom Severity in Obsessive-Compulsive Disorder." *International Clinical Psychopharmacology* 21 (3):171–75.

Weinrach, S. G. 1988. "Cognitive Therapist: A Dialogue with Aaron Beck." *Journal of Counseling and Development* 67 (3):154–64.

Williams, M. T., and S. G. Farris. 2011. "Sexual Orientation Obsessions in Obsessive-Compulsive Disorder: Prevalence and Correlates." *Psychiatry Research* 187 (1–2):156–59.

Williams, M. T., S. G. Farris, E. Turkheimer, A. Pinto, K. Ozanick, M. E. Franklin, M. Liebowitz, H. B. Simpson, and E. B. Foa. 2011. "Myth of the Pure Obsessional Type in Obsessive-Compulsive Disorder." *Depression and Anxiety* 28 (6):495–500.

訳者あとがき

　20年近く前になりますが，私自身は児童専門の入院施設のある医療機関で児童精神科医としての研修を始めました。それまで成人を対象とした精神科医の経験は多少あったのですが，重症の強迫症の患者さんの治療経験はありませんでした。ところが児童精神科で働き出してみると，入院治療を要するような強迫症に苦しむ子どもさんに，ものの一年で次々と出会うこととなり，「強迫症ってこんな大変な疾患なんだ」とびっくりしたことを覚えています。

　当時は今ほどには強迫症に関連した書物や研修会はなかったので，周囲の先生と一緒に英語の成書を読んだりして勉強をしていましたが，初期の頃は曝露反応妨害法が認知行動療法の中でどう特別なのかよくわからなかったですし，そもそも曝露反応妨害法が効果的な治療だと確信するまでにも結構な時間が必要でした。そのような勉強過程の中で，患者さんに対して「強迫症を外在化させるように関わっていくべきなのか」，逆に「内在化させるように関わっていくべきなのか」について悩んでいた時期もありました。強迫症によってつらい思いをしている子どもさんたちの話を聞いていると，彼らは強迫的なことを考えること自体に苦しんでいたので，「そんな変なことを考えてしまってもいいんだよ」と症状を内在化させていくことが重要なのではないかと自分としては考えたのですが，認知行動療法の教科書を読むと常に「外在化させていくこと」と書かれていたので，よくわからなくなっていたという次第です。

　現在では，雑念的な強迫観念が思い浮かんでしまうこと自体はそのまま内在化して（「頭の中にどんな雑念があってもいい」と理解する），特定の考えに突き動かされて問題行動が強まっていき止まらなくなってしまっている状態は強迫症という障害なので，その障害自体は外在化して，「うま

くコントロールできるようにしましょう」と概念化していくことが重要なのだという結論に至っています。「頭の中は自由だから，どんな考えがあってもいい」ということと，「強迫症はいなくなったほうがいい」ということが矛盾しないで，患者さんに理解してもらえるといいのかなと感じています。

しかしそんなつもりで臨床を続けていたのですが，10年以上付き合ってきた強迫症の患者さんに「先生，生活はもう特に繰り返しとかほとんどなくなったんですが，全然楽になりません」「頭の中に変な考えが浮かんできてしまった時にそれをどうしていいのかやっぱりわからないんです」と切実に訴えられ，どうもこの「頭の中は自由だから，どんな考えがあってもいい」という信念（ときに感覚のようにも思うのですが）を手に入れるためには，もう少し治療的な戦略が必要だと思うに至りました。そのような私自身の思考の変遷の中で出会ったのが，マインドフルネスの概念であり，このワークブックでした。

強迫症状に苦しむ方々にこの本を読んでいただいて有意義と感じていただけたら，訳者としては何よりもの喜びです。また強迫症に悩む方々以外にも，自閉スペクトラム症の特徴を持つ方で，やはり「頭の中に雑念的な考えが浮かんできてどう対応していいのかわからない」という方もいらっしゃるように思います。このマインドフルネスのエッセンスはそのような方にも使えるもののようにも思っています。雑念に苦しむ方々の生活の質の向上のために，この本がお役に立てることを心から願い，訳者の言葉とさせていただきます。

小平 雅基

著者

ジョン・ハーシュフィールド　　Jon Hershfield, MFT

強迫症および関連症のマインドフルネス認知行動療法（MBCBT）に特化したマリッジ＆ファミリー・セラピスト（MFT）。また、レズニック精神神経病院の UCLA 強迫症患児通院型集中プログラム（UCLA Child OCD Intensive Outpatient Program）のアソシエイトディレクターを務める。その他にも、強迫症の主な精神的儀式をより理解するために作られた人気オンラインディスカッションサイトのモデレーターなど、さまざまな強迫症のオンラインフォーラムへの多大なる貢献者であり、国際強迫症財団（IOCDF）の年次総会でもたびたび発表している。

トム・コールボーイ　　Tom Corboy, MFT

1999 年に自身が創設したロサンゼルスの強迫症センターで常任理事を務めるマリッジ＆ファミリー・セラピスト（MFT）。強迫症および関連症の不安状態へのマインドフルネス認知行動療法（MBCBT）を専門とする認定心理療法士でもある。個別のクライエントとの臨床実績にとどまらず、大学院修士課程の学生インターンの指導者や数多くの国際強迫症財団（IOCDF）の総会で発表者として活躍してきた。また、1997 年以降は、強迫症の成人を対象とした週に一度のセラピーグループの活動を促進している。

ジェームズ・クレイボーン（序文）　　James Claiborn, Ph.D., ABPP, ACT

強迫症および関連症専門の個人療法の心理学者であり、アメリカ専門心理士認定機関（ABPP）の認定心理士の資格を持つ。また、認知療法・認知行動療法家国際認定組織（Academy of Cognitive Therapy）の資格者および創設者の一人である。さらに国際強迫症財団の科学諮問委員会のメンバーも務め、国際的に強迫症や認知行動療法、その他にもさまざまなトピックについて発表してきた。

訳者

小平 雅基（こだいら まさき）

児童精神科医師。
1998年，山梨医科大学（現・山梨大学）卒業後，同大学に入局。2000年から国立精神・神経センター国府台病院（現・国立国際医療研究センター国府台病院）児童精神科レジデントとなり，2002年からは国府台病院の児童精神科常勤医師として勤務する。2013年に総合母子保健センター愛育病院小児精神保健科医長，2015年からは総合母子保健センター愛育クリニック小児精神保健科部長となり現在に至る。
所属学会：日本児童青年精神医学会理事・認定医，日本精神神経学会会員・専門医，子どものこころ専門医，日本認知療法学会会員，日本トラウマティック・ストレス学会員，など

齋藤 真樹子（さいとう まきこ）

臨床心理士，公認心理師。
2012年，上智大学総合人間科学研究科修士課程修了。学生相談や心療内科・精神科クリニック，スクールカウンセラーを経て，現在は総合母子保健センター愛育クリニック，恩賜財団母子愛育会愛育相談所にて勤務している。
所属学会：日本心理臨床学会，日本精神分析学会，日本児童青年精神医学会，日本認知療法・認知行動療法学会

こだわり思考とうまく付き合うためのワークブック
マインドフルネス認知行動療法で強迫観念と強迫行為を克服する

2019年12月9日　初版第1刷発行

著　者　ジョン・ハーシュフィールド，トム・コールボーイ
訳　者　小平雅基，齋藤真樹子
発行者　石澤雄司
発行所　㈱星和書店
　　　　〒168-0074　東京都杉並区上高井戸1-2-5
　　　　電話　03（3329）0031（営業部）／03（3329）0033（編集部）
　　　　FAX　03（5374）7186（営業部）／03（5374）7185（編集部）
　　　　http://www.seiwa-pb.co.jp
印刷・製本　株式会社光邦

Printed in Japan　　　　　　　　　　　　　　ISBN978-4-7911-1038-4

・本書に掲載する著作物の複製権・翻訳権・上映権・譲渡権・公衆送信権（送信可能化権を含む）は（株）星和書店が保有します。
・JCOPY〈(社)出版者著作権管理機構 委託出版物〉
本書の無断複写は著作権法上での例外を除き禁じられています。複写される場合は、そのつど事前に（社）出版者著作権管理機構（電話03-3513-6969、FAX 03-3513-6979、e-mail：info@jcopy.or.jp）の許諾を得てください。

家族と取り組む強迫性障害克服ワークブック

大切な人を思いやり、症状に巻き込まれないために

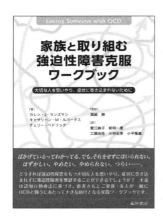

〈著〉カレン・J・ランズマン, キャサリーン・M・ルパータス, チェリー・ペドリック

〈監訳〉堀越勝

〈訳〉蟹江絢子, 新明一星, 工藤由佳, 小林由季, 小平雅基

A5判　296p　定価：本体2,400円＋税

強迫性障害（OCD）はしばしば「隠された」精神疾患となります。OCD症状を恥ずかしい・他人には理解されないと考え、自分だけでその苦痛を抱え込み、社会から孤立してしまうのです。それこそがOCDの罠です。またOCDがもたらす緊張感や症状への巻き込み、家族間の感情的・身体的な葛藤はOCD症状をさらに煽る悪循環となり得ます。こうした状況を打破するには患者さんと家族、協力者全員が正しい知識をもって共に闘うこと、専門家の助力を仰ぐこと、そして社会とのつながりを持ち続けることが大切です。本書はあなたの大切な人をOCDから守るため、認知行動療法に基づき、家族の相互関係におけるパターンとその機能の理解を深める実践ワークブックです。

発行：星和書店　http://www.seiwa-pb.co.jp

子どもの強迫性障害
診断・治療ガイドライン

齊藤万比古,金生由紀子 編
A5判　300p　定価：本体3,600円+税

不登校やひきこもり、発達障害と関連が深い子どもの強迫性障害は、診断と治療に高い専門性が求められる。各専門領域の第一人者による6年間の研究成果が結実した、本邦初の包括的ガイドライン。

強迫性障害への認知行動療法

講義とワークショップで身につけるアートとサイエンス

ポール・サルコフスキス 著
小堀修,清水栄司,丹野義彦,伊豫雅臣 監訳
A5判　112p　定価：本体1,800円+税

強迫性障害への認知行動療法を開発・確立したポール・サルコフスキスの、日本での講演およびワークショップを収録。強迫性障害の認知行動療法の科学と実践を「話し言葉で」理解するための一冊。

不安や心配を克服するためのプログラム
：患者さん用ワークブック

ミッシェル・G・クラスケ,デイビッド・H・バーロウ 著
伊豫雅臣 監訳　沖田麻優子 訳
B5判　188p　定価：本体2,400円+税

「心配性だ」「すぐ緊張してしまう」と悩んでいる人，不安でやるべきことが手につかない人など，全般性不安障害（全般不安症）をもつ人やその傾向のある人が，認知行動療法による対処方法を学べる。

発行：星和書店　http://www.seiwa-pb.co.jp

マインドフルネス そして ACT へ
（アクセプタンス＆ コミットメント・セラピー）

二十一世紀の自分探しプロジェクト

熊野宏昭 著

四六判　164p　定価：本体 1,600円＋税

「ACT＝アクセプタンス＆コミットメント・セラピー」と、マインドフルネスという2600年前にブッダが提唱した心の持ち方を結びつけながら、今を生きるためのヒントを探る。

マインドフルネスであなたらしく

「マインドフルネスで不安と向き合う」ワークブック

スーザン・M・オルシロ，リザベス・ローマー 著
仲田昭弘 訳

A5判　468p　定価：本体 2,700円＋税

マインドフルネスによる気づきと自己受容のスキルによって不安や恐怖の悪循環に苦しむ習慣的なパターンから解放され、今までと違う方法で不安に対応できる。自分らしく充実した人生を送るための実践ワークブック。

マインドフルネスで不安と向き合う

不安から自由になり、人生をとりもどす

スーザン・M・オルシロ，リザベス・ローマー 著
仲田昭弘 訳

A5判　440p　定価：本体 2,700円＋税

マインドフルネスは、「今、この瞬間」の経験をありのまま受け容れて自己を思いやる気づきのスキルである。マインドフルネスによる慢性的不安への対処法を、豊富な症例とエクササイズで身につける。

発行：星和書店　　http://www.seiwa-pb.co.jp